心理不舒服 身體就受苦

南希京남희

整理情緒亂流，
從身體治癒內心傷痛的十二種智慧

目錄

推薦序

身心合一的療癒力量

諮商心理師　**趙守箴**

許多人在成長過程中，因為與父母在原生家庭關係的糾結，無法正向學習到如何接納自己的負面情緒，進而影響所有的人際和親密關係。作者南希京剖析她自己與母親糾結的關係和情感，並分享在偶然之中遇見舞蹈而釋放情緒，重新建立與內在自我的關係，因此踏入了身心學和舞蹈治療中。

多年前在我接觸身心學時，正開始一段自我療癒的歷程，我因此覺察到關係中的壓力，迫使我與內在和情緒是斷裂陌生的。然而透過身體的活動，我體會到誠如作者所說的，身體是心靈的居所，也是存在當下的具體實存。最深刻的記憶之一，是上了內臟課程後，整晚面對大海跳著心臟之舞，透過動作、呼吸和意念，和海、天交換能量，釋放內心的創傷和情緒，安頓身心。

所以，當身體舒服時，身心都會一同舒暢，也自然長出了接觸和接納情緒的能力，當不再害怕抗拒負面情緒，身心就開始整合為一。覺察一打開，開始學會用動作、呼吸和好的意念來回應身心後，每當身體有任何不舒服，就知道這是身體的一個訊號、徵兆，提醒我要回應身體和內心的需要，而不是一味地過度操勞身體，把身體當成工具使用，漠視身體的症狀。

回歸身體的過程中，不知不覺就治癒了多年來從原生家庭而來的焦慮。焦慮說起來是來自於對自我的貶低，習慣關注外在和他人，而忽略自己的感受。但覺察身體，是讓焦點從外在轉向內在、從他人轉向自己，學會了安頓身心，就不需要逃避自己，焦慮也不再發生。

作者用她人生真實的經歷和個案工作的故事，說明情緒、關係和身體的關聯性，在每段故事之後都提供了兩則具體明確的身體練習實作，對想要更多認識覺察自己的一般民眾和專業的身心相關從業人員，都提供了新的觀點，值得一邊細讀，一邊體驗。

推薦序
身體是潛意識的門戶

東西方心理學博士、諮商心理師、SOMArt FLOW創辦人 **劉謙慧**

很高興又一本身心學的書問世，讓大眾對身心學有更深入的認識！

長久以來，主流心理學將身體和心理劃分為不同的系統，然而身體和心理是不可分割的一體，任何一方的狀態都會反映於另一方。

身體在心理學上的研究，早在十九世紀威廉・賴希（Wilhelm Reich）即認為創傷不僅顯像於心智層面，還可能造成發炎、疼痛、肌肉緊繃，及其他身體上的反應。身心學（somatic psychology）是在近代才獲得心理界的重視，特別是在創傷療癒方面的優越成效。

身體和潛意識息息相關，甚至可以說身體是潛意識的門戶。邏輯腦可以拐彎、說服、逃避自己內在真實的情感，但身體無法欺騙自己，它有任何不舒服的覺受都會表現出來，不論是鬱悶的胸悶、壓力的胃痛、緊張的呼吸失調、心情低落的食慾不佳。運用身心整合的方式深入探索，會覺察到某個情緒或過去的記憶「住」在身體的某個部分，此時釋放卡住的情緒，學習自我安撫的方式，即能化解身心創傷。

本書作者提供的很多身心技巧，我也時常運用在個案工作上，幫助個案從紛亂的心緒中，回到內在身心平衡的狀態。這本書以各式心理治療案例，訴說小時候失去母愛的匱乏，所造成的心理創傷，及如何照顧內在小孩的方式。

在我跟個案工作的過程中，運用身心學深入探索內在潛意識創傷時，也往往會觸及「內在小孩」。這個部分其實就是內心柔軟脆弱之處，它埋藏於內心深處，常是小時候受到創傷時無助的狀態，這時我們需要溫柔地陪伴他，重新建立內心的安全感。

創傷事件往往發生得很突然、無預期性，而我們來不及或沒有資源，做出任何自我保護或逃跑的反應，當下失去了控制力，身心凍結在創傷經驗中。創傷療癒運用身心自然修復的機制，重啟身心自我修復的能力。頭腦是透過理性的邏輯、分析、理解來學習，然而身體和潛意識是透過「經驗」來學習。例如：我們時常在高壓的工作環境中，身心習得緊繃以利有效率的反應，但在工作結束後，身心依然無法從緊繃中鬆懈下來，如同上了發條的陀螺不斷地轉動，朝向另一個方向前進，就算此時用頭腦告訴自己要放鬆，卻無法真正放鬆下來。事實上，此時的神經系統已經超過負荷，我們需要用身體的語言來跟身體溝通。

這本書提供了十二種身心學的實用技巧，幫助我們從腦落實到身，再由身進入心。讓我們一起走在療癒的路上，陪伴彼此修復內心的創傷。

推薦序

身體就是你的母親

精神健康醫學專科醫生 **文耀翰**

讀這本書時，我最先想到的一句話是「其實身體就是我們的母親！」

身體真的就像母親一樣。大家仔細想想，無論發生什麼事，身體總是陪著我們、照顧著我們，就連我們不在乎它的時候也是如此。即便我們不讓身體睡覺、讓身體接觸有害的食物、不常運動，身體還是會擠出備用能量，為我們犧牲奉獻，只是我們不知感恩，反而將這一切視為理所當然。若始終理所當然地接受身體奉獻的一切，身體會漸漸崩潰，不斷勉強自己，進而出現大大小小的病痛。

只是就連身體出問題時，我們也不會對身體感到抱歉，反而會埋怨身體，不耐煩地想著還有堆積如山的工作，為何身體要選在這時讓我們難過。這時的我們，就像個將所有過錯歸咎到母親身上的孩子一樣。但就連我們埋怨的時候，身體仍然努力想為了我們盡快康復。所以我才會說身體就像母親。

我也曾經長時間虐待自己的身體。擔任精神科醫師多年，我總是強調心理健康的重要性。我將身心視為兩個個體，認定身體只是心的附屬品。這種對身體的輕忽，發展成對身體的剝削，甚至使我不注重身體應該具備基本的休息、營養、睡眠，強迫身體做許多事，結果造成自己過勞。到了二〇一三年時，我因為過勞而完全無法專注提供諮商，即使休息也無法恢復。我不得不承認，在這個狀態下，我實在無力去照顧其他人。最後只好辭去醫院的工作，半強迫自己休息一年。

在那段時間裡，最能幫助我恢復健康的，是置身於大自然的露營與健行，在自然中能喚醒身體的每一種感覺，我開始感覺活力湧現。在那段期間，我有生以來第一次能控制身體的速度，能停留在當下，感覺自己似乎與自然合而為一。幸好，這種感覺在我回歸日常生活後仍得以延續，我也開始能將日常生活當成旅行一般地享受。我更進一步將對身體的領悟，變成一種治療的模式。我跳脫在室內透過語言溝通進行的傳統諮商，嘗試藉由身體治癒心靈，進一步找回活力的全新療法。我也開始在戶外進行散步諮商，並規劃幫助人們認識身體的課程。

在這個時期，我曾經參加本書作者舉辦的舞蹈治療。透過那次的工作坊，我不僅認識了自己的身體，更得以透過身體表達自我，那實在是令人難忘的一段時光。雖然一開始我還有點遲疑，但沒過多久我便下意識地釋放自我，像匹脫韁的野馬開始手舞足蹈。我放下思考與判斷，透過身體直接表達出意識的流動。該說是一段透過身體進行自由聯想的時間嗎？也多虧了這次體驗，讓我得以遇見自己內在更多不同的節奏。時而劇烈，時而沉靜，我能讓身體以各種不同的速度與強度動作。我發現自己體內有蝴蝶、有蛇、有猴子也有老虎。

那次的體驗並不是存放在大腦，而是儲存在身體裡。在日常生活中，我偶爾也會將自己交給節奏。走在路上，我有時會像蝴蝶一樣翩翩漫步，有時又像老虎一般奔跑。在閱讀本書的過程中，我回想起那次參加工作坊的情景，這使我無法只是閱讀，而會在閱讀過程中不停撫摸自己的身體、輕輕按壓肌肉、整理呼吸，甚至化作一棵樹木舞動。

身體是心停留的空間

這本書不能只用眼睛閱讀，更應該用全身體會。本書的副書名是「從身體治癒內心傷痛的十二種智慧」，我認為作者寫這本書，並不是想講述與身體有關的心理學理論或知識，而是想讓我們領悟存在於體內，卻從來沒有人好好運用的身體智慧。書中記錄了過去這段時間，作者透過身體所獲得的療癒與成長體驗，並將這些體驗歸類成十二種練習，讓每個人都能跟著做，真的相當令人佩服她的用心。我很建議大家能跟著做，感受身體如何安慰我們、身體帶來什麼樣的安定感，也感受身體向我們展現什麼樣的權威。如果有「感覺」，就持續練習看看吧，讓身體成為我們的「休息空間」，成為我們的「能量來源」。就像母親有能力擁抱孩子、對抗世界一樣，身體也能成為「像母親一樣的安全基地」。試想，如果身體能成為最讓自己感到安心的空間，那是多麼美好的一件事，這也才是最棒的自我照顧。

你曾經接觸過身體的智慧嗎？若想遇見身體智慧，最重要的就是建立起與身體的關係。那是超越單純的建立連結，讓身體成為心靈的基礎、成為生命的根源。近來心理學的趨勢，已經跳脫區分身心的二元論，逐漸接受「身體是心理的延伸」這個觀點。當然，既有的心理學中，其實也有身心相互連結的觀點，只是這樣的觀點仍然將身心視為兩個個體，並且總是以心理為優先。也就是只著重在心理如何影響生理，因此我們常會聽到「身體化（somatization）」這個名詞，指稱心理問題透過身體表現出來的現象，卻鮮少聽見身體的問題如何透過心理呈現的「心理化（psychologization）」一詞。

希望這本書能讓我們看見身體不僅在生理健康上至關重要，在精神健康的恢復與治療上，也扮演相當重要的角色，並藉此導正心理學的不平衡發展。現在是時候重新建立身體的權威了。身體不只是一個軀殼，也不是心的附屬品。身體本身就是有智慧的個體，是從出生到死亡都陪伴在我們身邊的人生夥伴。

每個不確定的時刻，都要傾聽身體

新冠肺炎大流行仍不見盡頭。當疫情結束，我們就能回到以前的生活嗎？雖然疫情令人難受，但未來的人生肯定也不會好過。改變的速度只會越來越快，人生會變得更加捉摸不定。我們無法只靠完善的規劃和準備走過這個時代，最重要的是專注於「此時此刻」的能力。也就是說，我們需要好好觀察當下這一刻正在發生的事，掌握未來往哪前進，並跨出堅定的步伐，這需要超越思考的感覺。我們要透過身體的感覺，掌握現實與自身的狀態，進而開創出一條道路，而能夠成為指引座標的就是身體。

用理性理解自我，會使生活變得混亂，用身體好好感受，才能使人生更加簡潔明瞭。因為我們內在的羅盤不是腦袋，而是身體。因此我們應該跳脫大腦的支配，重新回歸身體的感覺。尊重自我、平靜的心靈、良好的關係、幸福的人生，以及美麗的靈魂，這一切都必須以自己的身體為基礎。一旦將身體排除在外，我們便無法達成任何事。

希望各位能透過本書喚醒自己的身體。這件事並不複雜，只要暫時停下來，感受呼吸與心臟的跳動，將專注力放在身體上，順著情緒感受身體的改變、肚子餓的時候吃飯，吃飽了就不再進食、察覺自己的坐姿或走路的姿勢等，每一瞬間都將注意力放在身體上就好。那一刻，身心將會連結在一起。當我們像這樣照顧身體（bodyfulness），就能夠達到照顧心理（mindfulness）的目的，照顧到心理（mindfulness），使能照顧好自己的人生（lifefulness）。希望這本書不會只停留在讀者的腦海中，而是能夠遍布心臟、肺、橫膈膜與腸胃、脊椎與骨盆、肌肉與關節等全身每一個角落。

作者序

母親的懷抱能夠安慰你

每當我隱忍情緒時，總會覺得胃痛。一直以來，我總透過身體不適表現內心的痛苦。無法說出自己內心的傷痛，身體便會代為表達。長期困擾我的腸胃問題，其實是「情緒消化障礙」。

情緒總是最先透過身體表現，但也因為我們長時間疏於照顧身體，所以總無法察覺這些訊號。我們埋怨、虐待，甚至厭惡自己的身體。當時的我並不知道，身體與心理、疼痛與痛苦其實深深連結在一起。

痛苦的根源，其實在於我們失去了母親的懷抱。學習心理學的過程中，我在自己身上發現了一些特質，那是源自於幼年時期的缺乏。人生初期便失去母親懷抱的傷痛，深深地烙印在我的身體上。我像個緊緊鎖上的水龍頭，以切斷所有情緒的方式，試圖阻擋所有痛苦，這也成了我熟悉的生存機制。缺乏母愛使我無法愛自己，人生的每一瞬間我都過得十分艱苦，時時刻刻與自己展開激烈對抗。當然，這種缺乏並不只讓我的人生充滿痛苦，我也為了填補缺失而孤軍奮鬥，這促使我成就許多事情。

深入觀察我生命中過往的匱乏，便能漸漸理解這份缺乏所帶來的意義，也更能夠同理他人的缺乏。雖然我的人生總是缺少許多東西，但我也因而更加堅強，能夠戰勝那些缺乏並活到今天。

失去母親的懷抱，是所有痛苦的開始

至今我遭遇的每一個面臨不安、憂鬱與精神問題的諮商個案，都肇因於失去母親的懷抱。母親的懷抱是母性的象徵，這裡所說的並非真正意義上的母親，更應該說是代表透過照顧與養育付出母愛的對象。精神上的缺乏，也就是愛的缺乏，其本質與戀母情結有所連結。

在人類生涯初期，我們會透過接觸與溫度感受到愛。餵養、保暖、清潔、擁抱、安撫等所有照顧與表達愛意的行為，都會透過帶有溫度的肌膚接觸形成。我們親身感受母親的懷抱，並將藉此獲得的愛烙印在身體上，形成照顧自我的母性。在治療的過程中，我們會再次回歸遺失的母親懷抱。

人內心的痛苦需要以母性治癒，欲克服痛苦便需要母親的懷抱。他人溫暖的碰觸與凝視，可以穩定不安的心靈、撫慰憂鬱的內心、安撫憤怒的情緒，帶給我們最強力的安慰。若曾經親身感受過愛，那無論在什麼情況下，我們都不會被打倒。不，即便被打倒，我們也能夠安慰自己，讓自己再次振作起來。母親的懷抱其實就是撫慰痛苦的心靈力量，當心感到痛苦時，擁有母性的身體便能好好安慰受傷的心靈。

現在我們必須回歸身體的母性。當你已經決心改變，卻始終不見成效時，不如試著改從身體下手，因為身體本就是心所居住的家。當我們感到難過時，精神會離開身體，這時不安會使我們坐立難安、恐懼使我們全身僵硬、憂鬱使我們深陷泥淖。若想找回離家出走的心，我們必須回歸身體，必須先照顧身體，因為不透過身體，我們便無法看見情緒。我們必須喚醒體內的情緒，將儲存其中的傷痛吐出、消化、冰釋，再讓它們離開。唯有這樣清空身體，才能接納新的想法，人生才能邁向新的篇章。

心理治療的目的，是照顧受傷的內在小孩。當受傷的內在小孩遇見安全的母性懷抱，便能恢復遺失的純真本性。這時重新回到我們身邊的孩子氣，也就是所謂的童心，便會成為我們的生命力、精神的能量與創意的來源。

我們擁有身體的母性，身體會記錄我們生命的歷史，成為陪伴我們終老的夥伴。回想起來，每當遭遇人生危機時，身體總在向我發送訊號。在每個無法確定未來的時刻，身體會為我們指引通往改變的道路。身體的母性讓我知道如何愛自己、如何與自己溝通交流。

以身體的母性為人生帶來轉捩點

我們該如何安慰正在受苦的自己？後新冠疫情時代，我們活在連好好呼吸都有困難的世界。如今連引吭高歌、傳遞溫度的肢體接觸都成了危險行為。在這個身體被視為禁忌，人人受困在自我身體裡的時代，找回身體的母性將成為新的轉捩點。

本書從我自己克服缺乏與痛苦的人生故事開始。其實要我向世人透露自己埋藏心底的祕密，實在令我感到羞愧，但也希望我的勇氣，能夠影響那些無法安慰自己、無法愛自己，卻想在痛苦中尋求變化的人。

我希望各位讀者不要只是用眼睛閱讀這本書，而能在閱讀過程中感受自己的呼吸、感受自己的身體界線、感受自己的肌肉緊繃與舒緩、找回自己心跳的節奏。不是把身體當成一個從客觀角度觀看的「對象」，而是從主觀角度感受的「存在」。

本書介紹的十二種正身（bodyfulness）智慧，來自於過去曾經帶給我領悟的舞蹈治療（DMT）技巧，以及各種不同的身心學（Somatics）教育。我想告訴讀者，單靠肌膚所感受到的領悟，就能為生命帶來變化。當情緒體驗與理性認知同時發生，體驗的領悟便能成為我們改變的力量。正身智慧的核心，在於身體的「感覺」與「節奏」。我們不要糊里糊塗地假裝活成「我」，而是要實際感受「我」的感覺與節奏。為了讓生活更加健全，我們必須掌握身體的座標、界線、喜悅、權威及節奏，而這趟探尋感覺與節奏的旅程，就從回歸身體的母性開始。希望本書能在這趟讓身體煥然一新的旅程中，幫上一些小小的忙。

此刻我想起過去這段時間，幫助我打破堅硬外殼，真正誕生在這個世界的眾人。分析師們填補我所缺乏的母性、老師們喚醒我內在的知性、舞蹈行為治療師們陪伴我走在這條重生的孤獨道路上，還有我最溫柔的老友，我想在這裡向你們致謝。也想謝謝為我指引一條道路，讓我能將身體所感受到的經驗化為文字的成美玉代表。是她發現我擁有能將身體的語言轉化為文字的能力，堅持相信並耐心等待，這本書才能面世。我想將這本書獻給所有尋找痛苦的真諦，在探究身體母性這條路上與我同行的諮商師。他們是真正的英雄，也是我的老師。

最後，我想感謝母親金正淑女士，用美麗的老邁身軀親身為我示範何謂母性。感謝已經成為星星在夜空中守護著我的爸爸、全心全意支持著我的公婆、幫我找回母性與童心的泰勳，以及我最可愛的秀安，我愛你們。

二〇二一年即將邁入秋天之際

南希京

01

被奪走的身體

母親的懷抱，
是最安全的心理防護罩

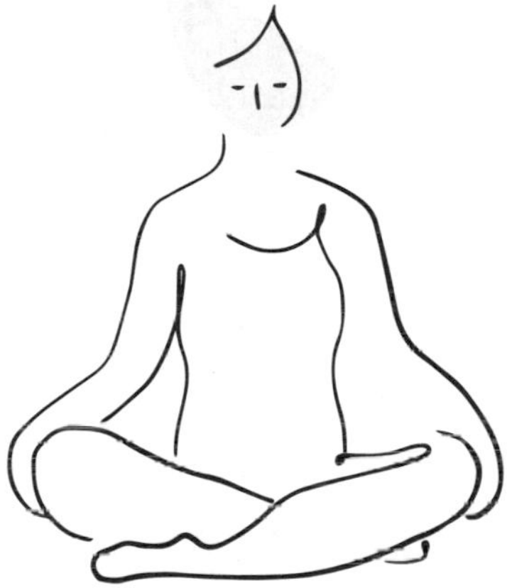

言語無法幫助你走出傷痛。
唯有親身感受那些話的真諦，
你才能真正復原。

渴望被母親擁抱的孩子

這是一個關於孩子失去母親的關愛與擁抱的故事。

在一九七〇年代的韓國慶尚道，有個家庭迎來了長子的出生，原本備受疼愛的三歲獨生女成了姊姊，她必須將母親的懷抱讓給弟弟。某天晚上，女孩跑向正抱著弟弟的母親，希望也能獲得媽媽的疼愛與擁抱，但被她奶奶擋住了。最後孩子雖被其他大人抱住，但那卻無法取代母親的懷抱。這讓她感到極度憤怒和委屈，然而她只能無奈地將這些情緒深埋進心裡。她激烈的哭泣最終沉澱為悲傷和失落，她意識到自己再也無法回到母親的懷抱中了。這種無助和無力感，深深地烙印在她內心深處，成為無法擺脫的陰影。

這就是我對「匱乏」最初的記憶。也許這並不是我意識中的記憶，而是從媽媽的記憶中再現的故事（因為人的記憶很容易受到外界影響而改變）。但重要的是，這雖然是遙遠而模糊的印象，它仍能以身體記憶的形式，生動而清晰地浮現在我腦海中，而且也是此刻我仍能清楚感受到的身體記憶。

每當回想起這件事，我都會感到鼻子酸痛、胸口悶悶的，眼睛也一陣熱。心理學家阿德勒曾說，人類最早的記憶，會與日後所選擇的職業有密切的關係。阿德勒的第一個記憶是自己臥病在床時，父親與醫師在床邊討論著他的死亡，這促使他後來成為醫師。而我人生最初的記憶似乎也預示著我無可避免要踏上心理治療師這條路。

我一直是個渴望母愛的孩子，這是早期生命中便深植在我體內的匱乏，為了改變這個身體記憶，我選擇成為一名身體心理治療師。

我們無法改變基因，但可以善待自己

我人生中的第一段依戀關係，便以被搶奪的形式深深烙印在心中。這種關係的原形，在我一生的親密關係中不斷上演。當我喜歡上某人或開始與對方變得親近時，便會緊緊黏著對方，而且心中的不安如影隨形。就像當年那個失去母親懷抱的孩子一樣，長大後的我也擔心對方會離開我。

因為擔憂會被拋棄，所以我的不安使我對所愛之人的依戀越發強烈。因此，我總是忽略自身的感受和需求，隨時關注對方的情緒。處在這種關係中，害怕被遺棄的焦慮使我忽略了自我，即使有人愛我，我仍惶惶不安，一旦察覺愛情開始變淡，這種焦慮便更強烈。那時的我，究竟為何如此不安呢？

幼年期有如人生的春天，春天是生命能量迸發並快速成長的時期。此時的養育環境，會對一個人的個性形成產生決定性的影響。個性由遺傳與養育這兩個要素相互作用而成。遺傳是種子，是一個人的基本特質；養育則是土壤，是個性發展的環境。為了讓孩子能健康成長，遺傳和養育兩者一樣重要。

父母的養育行為，會對孩子天生的個性產生重要的影響，但個性的特質無法靠個人的意志或努力改變，我們只能努力提供適合孩子個性的養育方式。因此，在早期的養育環境中，母愛具有非常關鍵的作用，它能為孩子的性格奠定基礎，未來孩子便會在這個框架下不斷重複或改變，進而成長。

母親的懷抱是孩子心理的防護罩

「我究竟做錯了什麼，為什麼我的小孩會遇到這種事？我一直都為孩子盡心盡力啊……。」

一位小學生的母親，因為孩子在學校被霸凌而接受心理諮商時，哀怨又不解地感嘆道。為了天生就容易過敏的孩子，她努力提供乾淨且安全的環境，時時刻刻都在清掃、擦拭以保持環境整潔，甚至連食材也精心挑選與烹調。媽媽的注意力完全放在保護孩子遠離外界危險的事物上，她總是非常焦慮，幾近精疲力竭了。

但從孩子的角度來看，縱使媽媽提供了良好的物質環境，但精神環境卻非常匱乏。這對母子之間只剩下為了身體健康而必須遵守的諸多規則，嚴格控制所有可以吃與不可以吃的食物、可以做與不可以做的行為，卻忽視了真正重要的事情。

或許是因為這樣，這對母子之間幾乎沒有親密自然的視線或情緒交流。這位焦慮的母親無法好好關注兒子的情緒，在這種缺乏情感與親子互動狀態的真空環境下成長，兒子無法透過母親的反應來感知與表達自己的情感。失去母親關愛的兒子為了保護自己，在親子關係中選擇採取冷漠與具攻擊性的態度，也經常與同學發生摩擦與衝突，讓母親經常被老師請去學校。

這位母親其實只是位認真生活的平凡人，但問題就在於她過度努力。她對待自己很嚴苛，只顧著拚命完成被賦予的工作。她的注意力始終放在外界，只是她拚了命所提供的一切，對兒子來說實在多到令人難以負荷。

這位焦慮的母親說話時，我能聽出她情緒特別不安，聲音異常大聲、高亢，語速很快，但結尾的話語卻模糊不清。她經常話說到一半身體就突然動起來，情緒激動，但很快就顯得力不從心。雖然她已做好自我改變的準備，但因為總是處於緊繃焦慮的狀態，所以沒能察覺到自己的問題，無法與情緒好好交流。她感受到身體上的不適，但難以用言語準確描述，只是覺得不舒服。

其實，這位母親所做的努力只是為了緩解自己的不安，而不是兒子渴望的情感交流。這對母子的互動只有功能性目的，對兒子來說，母親一直提供的過剩其實是一種「缺乏」，那就是**缺乏母愛**。

沒有接觸，便沒有照顧與關愛

身體是與他人進行有意義溝通的最初場所和媒介，觸覺則是最原始的社會連結工具。在人們的生命初期，嬰兒會先透過觸覺認識母親，透過和母親的親密接觸，能讓孩子感受並感覺到自己的身體。因此，觸覺是我們最先學會的「語言」，嬰兒會透過與母親的肢體接觸來學習身體語言。精神分析家迪迪埃・安祖曾說：「自我就是皮膚，我們透過觸摸他人的皮膚來感知自己，並透過觸碰他人的皮膚首度發現自己。」這裡的皮膚，其實就是**心理防護罩**的隱喻。

與母親的肢體接觸，會成為孩子的心理防護罩。當嬰兒被抱在母親懷裡時，他們能感受到溫暖和平靜，所以擁有「母親懷抱」的這個心理防護罩時，孩子便能在安全的環境中自由地感知自己，盡情地玩樂。這也會使孩子的生理時鐘變得活躍，在肚子餓時會哭喊著要喝奶，睏了或不舒服時便會要大人哄，睡醒後會吵著要大人陪玩。「沒有生病的」母親，會在嬰兒有需求時讓孩子吸自己的奶、幫他們洗澡與換尿布、溫柔地輕拍或撫摸孩子的背部以緩解他們的不適；也會與激動興奮的孩子對視，並將他們抱在懷中晃動以進行互動。上述的每個過程都需要肢體接觸，否則便無法達成照顧的目的，也無法傳達愛意。

嬰兒的皮膚是最大的感覺器官，皮膚上的觸覺受到母親懷抱的溫暖和觸摸的刺激，能使嬰兒感到安撫和滿足，也感受到溫暖、安全和親情。在這個時期，愛絕對不只是抽象的概念，而是能透過與母親的接觸、溫暖與目光所感受到的真實存在。

與母親處在情緒真空狀態中，無法充分體驗到心理防護罩的兒子，只能以敏感的態度回應外界的刺激。而兒子的皮膚界線太薄弱，情感和心理層面都很脆弱，情緒波動較大，容易受到外部刺激的影響，難以有效應對情境和壓力，因此會更促使母親提供過度的保護與控管。

安祖曾說，當心理防護罩太薄弱，會使自己的皮膚變得更厚或肌肉太過發達，也可能累積過多的脂肪，進一步阻絕外界的刺激。厚實的皮膚與遲鈍的感覺雖然具有保護作用，卻也使人無法深入自己或與他人交流。這種對界線的過敏或麻木的反應，都是身體為了在不穩定的養育環境中生存的方式。這兩者都代表對心裡界線的感覺缺失，一種是對界線過於敏感，一種則是完全被阻塞。

心靈會在充足與缺乏之間成長

人一生中最重要的成長課題，就是學習相信自己的感覺，而這必須透過與自己的身體互動與體驗來認識。藉由追求愉悅並充分探索自己的身體，孩子可以逐漸了解自己的感覺。透過這種身體遊戲，孩子會自然領悟調節情緒的能力。也就是說，透過皮膚與肌肉的感覺，孩子能學會屬於自己的生活節奏。但這些過程，都必須在擁有安全且值得信賴的「母親懷抱」下才可能實現。

在人生初期，對孩子來說，心理創傷意味著過度或缺乏身體接觸。當溫柔的身體接觸缺乏或被剝奪，或孩童面臨太頻繁或過度的身體接觸時，這種混亂會讓孩子對情緒發展產生困惑。這是因為在母親的懷抱中，她時而過度關注，時而漠不關心，會導致孩子無法將注意力專注在自己的感受上。

在這種不安且混亂的情緒環境下，孩子為了保護自己，會全神貫注地觀察與應對母親發出的訊號。他們會在順應或抵抗母親給予的環境中進行權衡，因而阻礙自己的感知，這些無法被接納的感覺會進入潛意識，被壓抑或隱藏起來，直到日常生活中遇到不如意的情況時，那些感覺會突然湧現。也就是在受到他人言語、眼神或行為等外部刺激時，這些感覺就會自動產生強烈的情緒波動。這種未能語言化的感覺或情緒，會下意識地透過身體反應或行為方式表現出來。

然而，這並不代表健康的母親就一定要完全滿足孩子的需求，因為母親這樣反而會使孩子感到無助。**成長過程中，我們也需要一定的匱乏**，適度缺乏才能產生內在動機，在忍受挫折的過程中也能增強韌性。在滿足與缺乏間需要保持平衡，就像適度的肌膚接觸可以建立適當的心理界線，合宜的缺乏也能讓孩子忍受挫折，並培養內心的堅韌，使皮膚增厚，肌肉也變得更強壯。

那究竟怎麼樣的懷抱才適當呢？在滿足與缺乏之間，孩子會有所成長，這時的滿足並非「完美的滿足」，而是「健全的滿足」，重點在於能令孩子感到滿足的對象。其實在母親與孩子的接觸中，只要有三分之一的時間能提供充分的接觸與交流就夠了。接觸的質與量要適合孩子，而不是根據母親的心情或欲望決定。哪怕立意再良善，如果忽視孩子的感受與情緒而一味單方面進行接觸，也可能是種侵犯。當然，一般的母親在歷經嚴重的衝突或情緒不佳時，確實會難以調整自己與孩子接觸的狀態，這是很自然的。不過如果失敗頻繁或持續發生，孩子將無法找到學會感覺並控制情緒的正確節奏。

內心受傷時，溫暖的觸碰比言語的安慰更有效

母性是與生俱來的。若想讓孩子感受母性，母親必須先對自己懷抱母性。只有當母親能滿足自身的情感需求，才能更好地滿足孩子的情感需求。母親必須先照顧好自己，因為過度焦慮會讓母親緊張，而無法心平氣和地照顧孩子。只有當母親的懷抱對孩子是安全而穩定的狀態時，孩子才能找到屬於自己的生理節奏。因此母親必須先找回自己的情緒節奏，以避免焦慮不安及不穩定的情緒循環影響孩子。

人人都需要母性，我們終其一生都獲得母性的安慰與庇護。當受傷的心靈擁有安全感時，我們便能感覺自己受到保護，並從中得以自我修復。陷入恐懼與混亂的人，需要母性關懷；歷經挫折與打擊的人，需要母性的慰藉；孤單且孤獨的人，同樣也需要母性的陪伴。

經歷失落與痛苦的人，最需要的不是言語的開導或勸慰，而是母性般的接觸，也就是他人的觸摸、溫度與眼神，這種能治癒心靈的母性來自於身體。當我們身處痛苦之中，溫暖的碰觸與沉默的凝視，比無數言語更能帶來慰藉與療癒。

傷口復原不是靠舌尖的話語，而是肢體的接觸。

身體的母性，是照顧自己的力量

童年時我們可能失去母親的懷抱，但現在我們可以為自己重新創造。當感到不安和緊張、孤單和悲傷、挫折和憤怒時，我們可以成為母親，給予自己安慰與關懷，這可以從為自己提供母性般的碰觸與溫暖開始。碰觸不僅能與他人進行，還可以是能深入感受自身內心的交流方式。

當人類處於母性的安全基地時，就能感覺到最深刻的安定與和諧。當我們不知所措時，可以先回歸身體，嘗試從照顧與修復身體開始。我們生來就擁有的東西便是「身體」，讓分離的精神安全地回歸於身體，就是重拾母性的過程。

身體的母性能讓我們溫柔接觸自己的肌膚，帶來溫暖，那是一種能幫助自己平息呼吸，放鬆緊繃肌肉的體驗。在那一刻，我們可以成為自己的母親，撫慰不安的自己。

心靈的平和能透過身體實現，無論外界的狀況如何，我們都不會失去內心的平和。

◆正身練習◆

建立心理防護罩

像母親抱著孩子般，
以雙手環抱自己，
身體的溫度就能傳到內心。

當你不安的感受越來越強，或情緒極度低落時，我們可以透過親密的肌膚接觸與溫暖來安撫自己。與自己的肌膚進行接觸會成為撫慰與關愛的方式，也能形成心理的防護罩。當情緒海浪襲來或情緒火山爆發時，立即處理那份混亂可能會很危險。

這時與其直接處理壓倒性的情緒，我們應該專注透過身體的感覺接近情緒，才是更有效、更安全的做法。與自己的肢體接觸，能夠安撫過度激動的情緒，讓神經系統的調節恢復正常，使我們從交感神經的緊繃狀態，轉變為副交感神經的放鬆狀態，

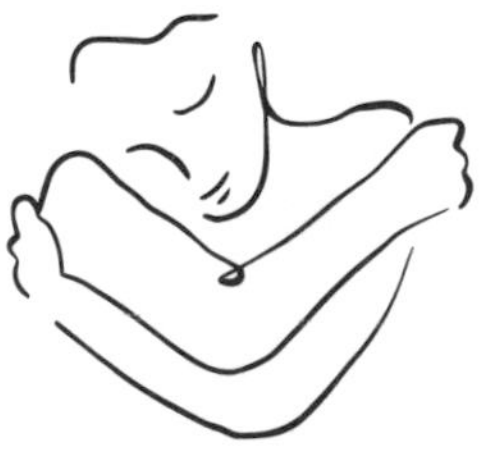

讓身體活動變得更穩定。我在這裡介紹兩種自我接觸的方法，可以控制情緒不穩定的狀況。重複使用這些方法，直到身體熟悉它們是很重要的。

第一種方法是提供自己母性般的肢體接觸。當不安的情緒或混亂的思緒使你無法專注時，可以嘗試專注在撫摸自己的雙手，以及與身體接觸的感覺，使自己平靜。母性的接觸需要柔軟的觸感、溫暖的溫度和穩定的壓力。當我們能提供自己溫柔的肢體接觸，便能擁有受到母性照護的感性體驗，進而獲得安慰。若交感神經太過亢進，可以施加一些壓力，使身體能更穩固地貼近地面。透過持續覺察身體的感受並調整壓力，進而增強自我調節的能力。

第二種方法是給自己溫度，也稱為蝴蝶擁抱法（butterfly hug），這也是新冠肺炎流行期間的心理防疫法。方法是用雙手環抱自己並輕拍身體，這時雙手就如同蝴蝶拍動的翅膀。給予自己溫暖的關鍵是意識到觸覺體驗，感受自己正在付出母性以及接受擁抱。就像緊抱著不安的嬰兒一樣，我們還可以輕拍或搖晃自己。當身體充分感覺並接受這種溫暖的觸覺體驗時，就算達成擁抱的目的。

1. 自我碰觸：撫摸自己的身體

❶找個舒適的位置坐下。首先確認自己雙腳能穩穩踩在地上，臀部兩側的坐骨要平均接觸到椅子。觀察並專注於呼吸。

❷雙手抱住自己的頭部（頭骨），一手放在前額，另一手放在後頸處，以溫柔且穩固的方式碰觸，就像包覆一件珍貴的物品。

首先用手感覺自己的頭部，看看頭是熱燙還是溫暖、是濕潤還是粗糙、是硬幫幫還是軟綿綿。先不要妄下結論，只要好好覺察手傳來的感受。

接著換用頭感受雙手，看看手是冰冷還是溫熱、是大還是小、觸感如何、力道如何，又會讓你聯想到什麼形象。

❸接著雙手交叉環抱住雙臂，像緊抱著可愛的嬰兒一樣擁抱自己。這時觸摸的壓力，應該是足以讓我們能感覺自己的皮膚與肌肉的力道，用充實而飽滿的感覺更

用力地抱住自己。

首先，用手感受被抱住的雙臂，看看肌肉與骨頭是柔軟還是粗糙、是鬆軟還是緊實，專注覺察雙臂帶來的感受，不要做任何批判。

接著改用手臂感受手掌，專注感覺手掌的觸感、溫度、力道，以及這樣的接觸會讓你聯想到什麼。

❹接下來用雙手環抱身體，一手放在心臟上，另一隻手放在肚臍上，稍稍施力按壓。像撫觸嬰兒一樣，邊調整手的力道邊按壓。試著用手感覺心跳或呼吸的律動。用手感覺呼氣與吸氣，或是覺察收縮與舒緩、擴張與放鬆的節奏，並感受速度、強度，以及你聯想到的畫面。

接著將注意力轉移至心臟與肚臍上，感覺擁抱著自己的雙手是什麼感覺，會令你聯想到什麼畫面。

❺最後，鬆開雙手，放在膝蓋上，將注意力放在腳底與坐骨上。觀察呼吸，確

認用手擁抱過的身體是否依然留有觸感。

2. 自我擁抱：給自己溫暖

❶以舒適的姿勢坐下。首先確認自己的雙腳能穩穩踩在地上，以及臀部兩側的坐骨平均接觸到椅子。觀察並專注於呼吸。

❷雙手交叉放在胸口，深呼吸時手略施力，更深度地按壓胸部，以胸部感覺手的觸摸。覺察擁抱自己的手以及被抱住的胸部有什麼感覺，並專注於呼吸。

❸接著雙手慢慢輕拍胸部，就像在安撫一個不安的孩子，在輕拍的節奏中，充分感受安慰自己與被安撫的感覺。也可以稍微改變輕拍的節奏或力道，感受一下當節奏改變時，身體的感覺與情緒的變化，試著找出最適合自己的拍打節奏，也要特別注意呼吸。

❹輕輕左右晃動身體，就像媽媽在哄哭鬧的孩子一樣，讓重心在左右坐骨間移動，想像自己正用肚臍畫一條圓弧線般地搖動身體。在自然搖晃的節奏中安撫內心，讓自己平靜下來，同時感受被安撫的自己以及身體在擁抱中獲得平靜的感覺。找出最適合自己的晃動節奏，同時觀察自己的呼吸。

❺最後，鬆開雙手，放在膝蓋上，將注意力放在腳底與坐骨上。觀察安撫自己的雙手與被擁抱的身體是否依然留有觸感。試著用圖畫或文字表達自己體驗到的觸摸與溫暖。

02

替代的身體

找回讓身體
回歸自我的權利

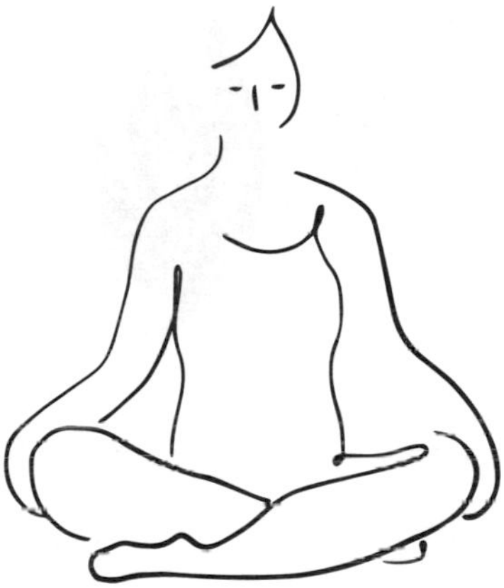

藉著體驗與他人的信賴關係，

進而信賴自己。

被迫長大的孩子

那天，是我夢寐以求跟媽媽重逢的日子。當時媽媽背著兩歲大的弟弟，來探望年僅四歲就被託付給外祖父母照顧的我。我一看見媽媽從遠處走來，心便怦怦跳個不停，立刻激動地朝她跑去。我充滿爆發性的能量，向著渴望已久的目標全力衝刺。終於與媽媽見面了，但我卻沒如預期中那樣被她擁進懷裡。相反地，媽媽只是一邊輕拍著弟弟的屁股，一邊對我說：「喔，我的寶貝，妳過得好嗎？」當時，我猶如成熟的人母般，溫柔地對待搶走我母愛的弟弟。而在此之後，我也一直扮演著他人母親的角色。

這是我童年時一個悲傷的回憶，這使我成為一個太過早熟的孩子。在學習心理學的過程中，我開始重新審視自己的童年記憶。後來，我發現心理學上有個特別的用語，專門指稱我這種扮演他人母親的孩子，那就是「父母化的孩子」（parenting child），意思是太早懂事的小大人。當父母在孩子的心理無法堅守在該有的位置時，父母與子女的關係就會掉換，這可能對於成年後的孩子在心理獨立與成長上會產生負面的影響。

孩子的早熟，是為了在嚴苛的育兒環境中存活的生存策略。然而一旦孩子失去童心，所付出的代價遠比我們想像的還要殘酷，因為小孩的童真是種本能，也是種生命力，一旦失去後就無法成長為真正的大人。這種早熟的小大人即便長大，心理仍會維持尚未成長的孩童狀態，使他不自覺地一再於親密關係中反覆經歷情緒退化。因此無論在人生的哪個階段，對失去童心的孩子進行彌補是必要的，以免他們在長大後要持續付出代價。

我的心理治療之旅始於尋找遺失的「內心小孩」的渴望。從小我就早早戴上母親的面具，卻忘記我失去的童真本性。為了成為大人，我必須找回失散的童年情懷。我非常熟悉且擅長在情緒上照顧他人，卻從不曾向他人要求愛與關注。我難過時不會放肆哭鬧，也不會請求協助。我無法展露內心真實的情感，卻會犧牲自己來滿足那些希望我付出關心的人，那是對自身缺乏的一種補償。我提供給他人的關愛，或許正是我渴望得到的愛與關懷。

成為母親的替身

我年幼時，母親總是十分忙碌。她要養活一家人，還得處理生活上的各種問題，因此總是疲憊不堪。沮喪的她深陷自己的問題中，絲毫沒有餘力照顧孩子。而孩子為了不讓母親煩心，便阻止或壓抑自己的感受。如果母親不安，孩子也會感到不安；若是母親憂鬱，孩子也會感到憂鬱。孩子的身體承載了母親的情緒，像這樣，疏忽自己的感覺，也承擔照顧母親的工作，是孩子為了在這種成長環境中生存下來的方法。

孩子不僅要關照內心疲憊的母親，更要扮演母親的角色照顧體弱多病的弟弟，於是他不知不覺成了在每段關係裡照顧他人情緒的人。就像對待自己的母親一樣，他總是專注在他人身上，對他人的需求與情緒十分敏感。這樣的孩子在長大後，也會以這種模式繼續與他人建立親密依賴的關係。就像過去孩子的情緒總是被母親忽視，使得這些「父母化的孩子」必須隱藏自身的情緒。

錯把母親的情緒當成自己的感覺

努力緊閉情緒水龍頭以求生存的小大人，表面上看來似乎適應得很好，但其實他們的情緒有如一灘死水。為什麼會這樣呢？因為當父母只對孩子的特定情緒做出積極回應，而忽視其他情緒時，孩子會形成只符合父母期望與喜好的情緒模式，而忽略其他情緒，更會徹底麻痺憤怒等具攻擊性的感覺。

「我完全無法相信自己感覺到的事物。」

一名三十多歲的個案曾這麼說道。這名女子因為憂鬱的情緒而開始接受心理諮商，她說她完全無法信賴自己的情緒。在必須做出選擇的狀況下，她無法判斷什麼才是正確的。即便她已經習慣靠理性而非感性做出判斷，但她仍無法相信自己的選擇，所以她無法確定自己真正喜歡和需要什麼。但只要事情跟她的母親有關，情況便截然不同。她僅靠觀察母親的眼神或表情，便能立刻說出母親當下的感覺。對於母親的行為和話語，她總是有正確的預感，就好像跟母親合為一體般，她能完整洞悉母親的一切。

這種能完整感受並代為表達母親情緒的情況，意味著她的精神狀態仍處在人類發展的初期階段，也就是親子仍為一體的共生期。共生期的母親會成為孩子的鏡子，透過如鏡子般反映孩子情緒的母親，能幫助孩子發現自身的情緒。但這位女子的母親只關注自己，無法反映孩子的情緒。因此，女子至今仍無法透過母親這面鏡子發現自己，反而是在母親悲劇的人生中，發現自己的情緒與自我形象。

「這真的很不可思議，好像我們母女有心電感應一樣，我非常了解媽媽的感受。一直以來，媽媽開心我就開心，媽媽難過我就難過。一旦沒有了媽媽，那我的情緒……我也會搞不清楚了。」

從小就看著母親悲傷面容長大的女子，訴說著她根深柢固的無力感。從小，她便為了安撫母親的不安而拚命努力。在學生時代，她認為以出色成績進入一所好大學，就是使母親寬慰與安心的方法。如今即使已經出了社會，她仍無法從幼年時期的情緒狀態中走出來，依然受困於內心的困惑。她變成一個情感被忽視，總是擔心母親、承載母親情緒的人，這也是她無法自我安撫的原因。

心理分離——不將父母的欲望當成自己的欲望

若親子角色顛倒，孩子成了在情緒上照顧父母的人，便會使親子之間的情感更加緊密，形成互相依存的共生關係，孩子便越來越無法與父母分開及獨立。

真正的獨立是建立在信任的基礎上。當父母這個**安全基地**穩定，孩子才能擺脫對父母的依賴，走出自己的路。這裡的安全基地指的是信任關係，每個人都要透過與他人建立信任關係，進而學會信任自己，並且當有人能同理自己所感受到的一切，才能相信這種情感。因此當信任從關係中消失，人便無法建立穩定的依賴。這會導致自己在關係中感到孤立，最終甚至無法相信自己。

心理分離始於孩子擁有不去滿足父母欲望的權利，這意味著孩子必須接受自己的欲望與父母是不同的。渴望與他人建立親密的情感連結是人類的天性，但對童年就歷經角色顛倒的小大人來說，與他人建立情感連結會使他們產生被束縛的恐懼，因為他們沒有在共生關係中經歷過心理分離。但一個人若在成長過程中沒有學會如何接受與自身不同的情緒反應，便無法解決人際關係中發生的許多衝突。

那麼，為了擺脫共生期的習慣，需要做哪些努力呢？首先，我們必須回歸自己的身體。心理分離源自於了解自己與他人感覺的不同，也就是理解**身體界線**之意。我們必須擺脫「同體」的議題，認知到自己與他人是兩個不同的個體，才能真正獲得情感的解脫，也必須承認自己與他人對同一件事可能會產生不同的感受。因此區分自己與他人的情緒、自己與他人的欲望，可說是實現心理獨立與成長的重要人生課題。

尋找身體的見證者

活在母親欲望中的女子，從諮商的自述中發現自己始終在扮演「悲傷的小丑」，無論如何努力，終究無法滿足母親的期待。母親這面鏡子反映出的她，總是不夠優秀且失敗，這更使她感到無力而憂鬱。最後她再也受不了了，便下意識地拒絕自我壓抑以成全母親，這使得母女糾纏數十年的共生關係開始破裂。那是她為了生存所做的選擇。為了讓過去因母親而被扼殺的感覺重新活過來，她不得不這麼做。

當女子破壞與母親之間強大的共生關係時，她找回了「遺失的身體」，也終於意識到自己一直把身體當成母親的情緒垃圾桶。在心理諮商期間，我請她嘗試配合呼吸主導身體的動作，這終於讓她首次感覺到身體是屬於自己，而不屬於母親。

只要找回身體，就能找回遺失的自己。當身體得以離開共生關係，便能真正獲得心理獨立。為了活出自我，我們需要的不是他人的目光，而是「從內在看待自己的目光」，也就是**內在的觀察者**。

對每個孩子來說，第一個觀看自己的目光通常來自父母。透過父母的注視，孩子能初次看見自己，發現自己的存在。父母充滿愛意的目光，會進一步成為孩子對自己的愛。當內在的觀察者以溫柔的目光看待自己的身體時，我們便能自由移動身體。同樣地，當內在的觀察者以全新的眼光看待自我時，身體也能以新的方式行動，並發現對於自身的全新感受。因此，能觀看自己身體最原本的模樣，就是發現自我存在的開始。

心理治療師阿德勒形容心理健康就是「能真實感受自己的身體，從中體驗並妥善處理內在情緒的能力。」也就是說，心理健康取決於我們如何感知自己的身體。透過身體感受情緒時，我們就能好好照顧並控制情緒。當與自身的情緒建立健康的連結時，便能與他人的情緒進行有意義的連結。

所以，好好照顧自己，就是要發現自己的情緒。想要發現自己而非他人的情緒，必須將對外界的關注轉向內在，而且要擁有能夠溫柔看待自己的「內在的觀察者」。

該如何遇見內在的觀察者？我們可以從靜靜閉上眼睛開始。試著與身體這個樂器達成和諧，我們便能感受自己與身體產生共鳴。讓身體的脈搏、心臟的跳動、呼吸的韻律相互共鳴。這時身體的節奏，可以成為指引我們瞭解自己存在的內在座標。從這時開始，我們才能正式踏上找回自我的獨立旅程。

◆正身練習◆

為身體注入活力

當你能清楚感覺到自己的呼吸，
便能逐漸從無力中甦醒。

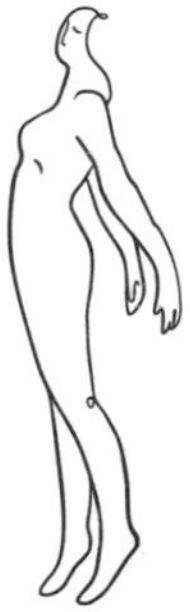

情緒是有生命的，為了喚醒它們，我們需要新鮮的呼吸。若心裡感到無力，且靠意志力無法擺脫這種狀態，可以試著透過呼吸進行轉換，幫助無力的身體轉變為覺醒狀態。

呼吸和身體活動可以讓身體在被感覺阻斷的情況下，透過運動重新感知與覺察到自己的身體。當身體配合呼吸動起來，無力感與情緒也會隨之移動。也就是說，一旦身體開始活動，你便不會再感覺無力。如果你現在覺得身體就像一團吸飽了水的棉花球或沉重的石塊，那就立刻開始嘗試練習呼吸吧。

像擠壓與舒展濕潤的棉花球一樣地深呼吸，讓身體在呼吸過程中膨脹與收縮；也可以想像原本穩如泰山的沉重岩石開始晃動，並在呼吸中加入一些顫動。以下就是能讓我們體驗為身體注入活力的兩種呼吸法。

第一種是三次元呼吸，這是能使自己感知呼吸在三度空間中移動的方式。這種呼吸方式包括橫向呼吸（肋骨向兩側擴張地左右移動）、縱向呼吸（胸部與腹部上下移動）與矢狀呼吸（肋骨與背部前後移動），能同時朝三個方向移動。呼吸本質上是立體的；心臟、肺臟以及我們的身體也非平面，而是立體的。人類天生就具有能進行完整三次元呼吸的身體。觀察嬰兒的呼吸，便能發現他們在做的就是最完美的立體呼吸。仔細觀察嬰兒趴睡時的身體，就能看見他們的背不斷上下起伏，那就是立體呼吸的活動。但我們在成長的過程中，會透過身體學習各種生存的防禦機制，例如屏住呼吸，或維持最低限度的呼吸狀態。

在焦慮或憂鬱的情況下，身體會本能地保持省電模式，以保護自己。所以三次元呼吸，其實就是找回原始呼吸的活動。如果在活動時，能感覺自己正在進行立體的深呼吸，這樣的呼吸就能促使交感神經轉變為感覺神經系統的媒介。

第二種方法是呼吸的舞蹈。呼吸是一切生命的起源，所有生命的運動都在其中產生和演進。呼吸本身就有節奏，它是由呼氣與吸氣、緊張與放鬆、膨脹與收縮的節奏構成。因此當我們放鬆身體、放下自我防衛機制，跟隨呼吸的節奏時，就能體驗開放與關閉、擴張與收縮的節奏。這樣的身體節奏也足以發揮功能，讓我們在緊張與舒緩、敞開與關閉、擴張與收斂之間，自然取得情緒的平衡與和諧，並獲得運用身體學習情緒自我調節機制的經驗。在讓呼吸成為一支舞的過程裡，最重要的就是觀察自己身體的感覺，但也無須過於刻意去感受。

1. 3D呼吸法：立體的呼吸

❶為了感受橫向呼吸，請先把雙手分別放在左右橫膈膜上。深吸一口氣，用手感受隨著吸吐的節奏，橫膈膜像手風琴一樣向兩側膨脹、收縮。

❷為了感受縱向呼吸，一手放在胸口，另外一隻手放在腹部。深吸一口氣，用

手感受隨著吸吐的節奏，身體往上慢慢拉長、往下慢慢收縮的動作。

❸要感受矢狀呼吸時，一手放在腹部，另一手放在背部。深吸一口氣，用手感覺身體隨著吸吐的節奏前後膨脹與收縮的活動。

❹接下來，將雙手聚攏，形成一個想像的能量球，再進行橫向呼吸。吸氣時讓雙手向兩側盡量展開，將能量球盡量放大，同時伸展胸廓。吐氣時兩手盡量收縮，讓能量球縮到最小，胸口也跟著安全地關閉。

在重複進行吸與吐的過程中，感覺自己的能量球與胸部的橫向運動相連結。

❺做縱向呼吸時，想像能量球往上下拉長後再縮小。吸氣時雙手往上下拉長，能量球往上下膨脹開來，身體也跟著往垂直方向拉長。吐氣時身體往垂直方向收縮，雙手的能量球也重新回到縮小的狀態。

重複進行吸與吐的動作，感覺自己的能量球往縱向膨脹、縮小，並將這樣的感覺與胸口和軀幹連結。

❻做矢狀呼吸時，想像能量球往前後膨脹、縮小。吸氣時雙手盡可能前後拉開，能量球往矢狀面拉長。吐氣時雙手盡量收縮，將能量球壓至最小。重複進行吸與吐的動作，感覺自己的能量球往前後膨脹、縮小，並將這樣的動作與胸口和背部連結。

❼最後想像自己的身體是一個氣球或球，吸氣時身體配合雙手、雙臂，想像身體中心到末梢立體膨脹起來。吐氣時讓膨脹的能量球慢慢平息，試著讓身體從末梢漸漸收回中心。

2. 會呼吸的舞蹈：呼吸之舞

❶準備能與呼吸律動自然連結的輕柔音樂。

❷播放音樂，從橫向呼吸的律動開始，讓身體像手風琴一樣，吸氣朝橫向膨脹，吐氣再收縮。吸氣時手臂和胸部盡量往外開展，吐氣時則相反地向內收縮。

讓身體隨著呼吸的律動起舞，往來於水平面的兩端，並讓內在的觀察者懷抱著好奇心體驗這種感覺。

❸接著改為縱向呼吸的律動。吸氣時身體從中心延伸至兩端末梢，朝垂直方向拉長，吐氣時身體逐漸回縮到中心，手臂與身體朝垂直方向盡量開展，然後再回到中心。

讓身體隨著呼吸律動起舞，往來於垂直面的兩端，並讓內在的觀察者懷抱著好奇心體驗這種感覺。

❹接下來改為矢狀呼吸的律動。吸氣時手臂往前後大大伸展開來，讓身體充滿活力與能量，吐氣時則讓身體縮回中心。

讓身體隨著呼吸的律動在矢狀面上活動、起舞，並讓內在的觀察者懷抱著好奇心體驗這種感覺。

❺最後讓身體能夠跳三次元的呼吸舞。首先像氣球一樣，吸氣時從身體中心往末梢開展、膨脹，吐氣時將空氣排出，身體再漸漸關閉、收斂、回歸到中心。讓身體隨著呼吸律動，像個圓圈一樣擴張和收縮般起舞。為了讓身體能跳呼吸之舞，並讓律動持續進行，內在觀察者的視線也要隨之移動。

❻感覺呼吸之舞跳夠時，就可以完全停下動作，恢復靜止狀態。察覺留在身體裡的感覺，與開始跳呼吸之舞前，比較體溫、肌肉緊繃程度以及身體形象的變化等。

可以用圖畫表現呼吸的形象，或用文字表達呼吸時所感受到的感覺與情緒體驗。

03

不安的身體

身體必須停下，
才知道何時該動作

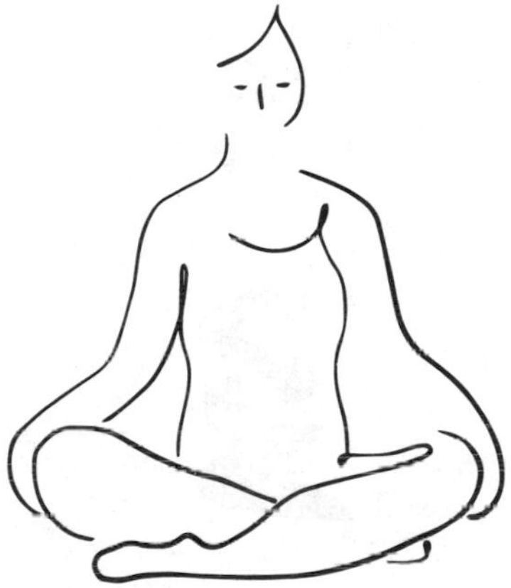

就像孩子受驚時母親給予的安撫，

與他人碰觸的溫度，

能夠大幅降低不安的感受。

被困在僵硬的身體裡

三十歲時，我第一次恐慌症發作。那是一個尋常的晚上，我獨居在紐約一棟屋齡超過百年的公寓裡。下班後，我一如既往地獨自在家吃完飯，洗好澡正準備離開浴室，但就在轉動浴室門把的瞬間，突然感覺非常奇怪，門把怎麼也轉不動。當下，我驚訝地用力繼續試著，門卻依然文風不動，無論用多大的力氣都沒用。浴室沒有對外窗，在意識到那是個密閉空間後，我的心臟開始狂跳不已。呼吸急促，全身冒汗，瞬間我陷入無法用言語形容的恐懼之中，腦中閃過與死亡有關的想法。我的身體動彈不得，雙腿無力地癱坐在地。那一瞬間，我赤身裸體地被困在遙遠異國公寓的浴室裡。

這件事對三十歲的我來說，是人生中毫無預警的重大意外，最矛盾之處在於，那時恰巧是我獲得最大成就的時期。我成功度過艱苦的留學生活，獲得了學位，成為夢想中的心理治療師，並在紐約曼哈頓的綜合醫院獲得一份正職工作。十年來我只朝著這個目標拚命前進，現在終於即將抵達目的地，本以為會苦盡甘來，但成功在望之際，我卻只感覺到空虛。這就是在人生最耀眼的瞬間降臨的死亡陰影嗎？不明白這份空虛從何而來的我，只能嘗試靠自己克服。

從身體的觀點來看，這是個心臟狂跳，使我情緒崩潰的一個事件。而從心理的觀點來看，當下的我其實是被焦慮的情緒所吞噬。

依戀關係，是否能讓人完全信任對方？

心臟的跳動，是唯一能讓我們明白生命開始與終結的訊號。生命的誕生始自心臟自發跳動，生命的逝去肇因於心跳的停止。從身體的觀點來看，生與死是非常單純的事，只是在這簡單的道理之中，潛伏著「焦慮」這個因素。

人類自出生的那一刻起，便注定要面對生命中眾多的不安。例如在生產過程中，產婦與胎兒都必須面臨死亡風險，這樣的不安會使人惶恐。而這種在生命誕生之時，必須與死亡正面交鋒的不安，也正是所有生命都彌足珍貴且令人感到奇妙的原因。

每一個歷盡千辛萬苦而誕生的生命，最終都會面臨死亡，沒有任何例外。死亡是無人能避免的終點，也沒有人能預知死亡何時來到。生命自開始的那一刻，便朝著死亡前進。因此，生命本質是與死緊密相連的，活著這件事本就令人不安。我們將這種狀態稱為**存在焦慮**。

除了存在焦慮之外，人生還有另一個無法逃避的宿命課題，那就是分離焦慮。外面的世界總是充滿各種危險，沒有自我保護能力的孩子，會拚命尋找能全面保護自己的安全基地，那個基地便是父母。那是一種情緒上的依附，也就是所謂的依戀。但每個人遲早都要離開父母提供的安全基地，尋找屬於自己的道路。當父母在眼前消失時，孩子便會感到極度焦慮不安。

如果孩子想在成長過程中放心尋找屬於自己的路，就非常需要從父母那裡獲得依戀的經驗。所以成長過程中的情緒依附經驗，其實是為了讓自己能不要依附他人，也是為了實踐真正的獨立。

想要有穩定的依附經驗，取決於能否完全信任他人。若想在心理上完全獨立，就必須有過從他人那裡獲得完全的依賴與信任的經驗。在這個階段，透過身體體驗對他人的信賴，會進一步發展成為對自己的信賴。當與他人建立信任感時，人就能信賴自己並處理分離焦慮。因此我們判斷一個人精神健康與心理成熟的依據，是看他能否以健康的方式與父母分離，並順利達到心理獨立的狀態。

因不安而依賴，因不安而推拒

信賴與不安是一體兩面的。人類生命中的第一個信任體驗，會成為人際關係中是否會感到不安的原因。人生初期，與父母之間不穩定的依附經驗，會在人際關係，尤其是在親密關係中以兩種形式展現，也就是所謂的恐懼親密與遺棄焦慮。前者會害怕與人建立親密關係，後者則會對他人的離去，也就是對被拋棄這件事感到焦慮。我們常說人際關係中的「欲拒還迎」，其本質也是這種不安的表現。

人會因不安而依賴，因不安而推拒。這時的不安會適時讓我們激動或緊張，並在親密關係中扮演潤滑的角色。但若出現過度的分離焦慮，便會陷入無法讓對方靠近也無法推拒對方，或在靠近對方的同時也擔心自己會被推開的困境。回想起來，我的恐慌，正好就在與一起度過孤獨留學生涯的朋友分離之後發作。失去一個絕對的人際連結後，那份分離焦慮便如海嘯一般席捲而來。當時我正經歷嚴重的離別後遺症，那一次的離別為我扣下了恐慌的扳機。

恐慌是一種被極度不安壓垮的現象。不安是一種對危險的感知，也是自我保護的重要感受與情緒。為了在生存中區分對方是敵人還是夥伴，我們必須透過不安來感知。而恐慌是這種危險感知系統過度啟動的狀態，這時不安的強度會大到令人無法承受。

當這種不安的強度增加，便會引發恐懼反應，此時身體會本能地採取戰鬥、逃跑，甚至是假死等舉動。這種恐懼是非常主觀的反應，通常也是無意識的，因此我們很難有意識地探究在一個人的生命中，是什麼樣的經驗會觸發這種恐懼，尤其人生初期儲存在身體上的記憶與情緒聯合作用時更是如此。恐懼的觸發可能是某人的一句話、某個手勢、姿勢或特定的眼神，也可能是無望、防禦性隔離、過度敏感、聲音刺激等環境因素。每個人都有可能遇到這種壓倒性的不安。

與其對抗不安，不如放手讓它離去

一旦恐懼的扳機被扣下，心臟開始狂跳之後，就無法只靠意志控制這種激動，讓心跳速度減緩。當大腦接收到生存受到威脅的信號，我們的神經系統就會依循最原始的本能做出反應。在這樣的危急情況下，我們完全沒有時間思考，因為做出理性判斷的思考機制已經癱瘓了。此刻，我們只剩下生存本能在正常運作著，所以也只能以最原始的方式應對。

那天也是如此。瞬間恐慌發作，死亡的恐懼立即湧上心頭。我雖想甩開排山倒海而來的恐懼，但身體已經不受我操控。我雙腿發軟，癱坐在地上，不知如何是好，只能屈服於這份恐懼。但令我意外的是，當我的意識投降之後，身體便自己開始進行緊急處置。為了活命，我的身體先是貼著地面，然後開始呼吸。這樣做雖然無法阻擋不斷湧現的恐懼，但我的身體本能地知道我必須把恐懼釋放出來。

我盡可能地喘息，讓恐懼能夠經由我的身體離去。我先盡量放鬆，保持呼吸暢通，吸氣時，我能感覺空氣進入肺部，就這麼深呼吸著。不知過了多久，就像掉入一個深不見底的洞裡，然後漸漸能掙扎著爬出來。終於，我那被恐懼壓制的「心智」，回到呼吸的「身體」裡，然後才振作起來。起身後發現，這老舊公寓的浴室門，只是空心的合成木板加一個小小鐵環的粗糙製品。我再次轉動門把，這次我只是輕輕轉動，沒想到竟毫不費力地就打開了。門之前真的鎖著嗎？還是一直是開著的呢？這件事至今仍是個謎。

經歷如此神祕的事件後，我終於理解，恐懼的扳機被扣下後便無人能擋，我們不該與死亡的恐懼對抗，而是應該屈服。在危機時刻，我讓自己盡量保持呼吸順暢，內在的恐懼便得以經由呼吸向外流動，深呼吸是帶領我成功走過恐慌的方式。不與其對抗，而是順水推舟，便是恐慌教會我的身體智慧。

這與我當時正在學習的觀呼吸冥想核心宗旨十分類似。觀呼吸冥想是一種正念練習，是「專注當下，接受當下的感覺並放手」之意。所以我不會為了阻止什麼東西進入，也不會為了挽留什麼而用力呼吸。那段時期，我一直在練習這種呼吸方式，嘗試不阻止所有進入身體的感覺與情緒，而是全然接受，並讓它們離去。在這個過程中，我觀察呼吸時的自己，意識到自己一向是多麼拚命地生活著。我也發現自己過去總是努力否定所有負面情緒，並嘗試讓自己更積極正向，這樣的覺知讓我有了更深的領悟。

在危機時刻，身體會保護自己

當不安的大浪席捲而來，人無法只靠意志阻擋，而逃避或防禦也只會使精力消耗殆盡。因此當不安湧現，我們唯一能做的就是打開呼吸通道，讓焦慮能順利通過，而這就是呼吸的功能。當你開始能夠吸氣與吐氣，身體便能進行呼吸活動，大腦也能重獲充足的氧氣，緊繃的身體便會漸漸恢復平靜。在情緒找回平靜的同時，大腦的思考區域也會開始運作，回到能夠思考的狀態。其實我們不會因為極度的不安或恐懼而死亡，只是在那一瞬間我們會在主觀上覺得好像即將死去。

我人生中第一次的恐慌症發作，帶給我最大的啟發就是「身體擁有智慧」。當極度的恐懼找上門時，我們無法只靠意識與理性控制壓倒性的情緒。身體會陷入恐懼狀態是下意識的反應，但逃離恐懼也是一種潛意識的智慧。感覺到恐懼的是身體，幫助我們得以擺脫恐懼的也是身體的生存本能。

一位從事劇場工作的朋友告訴我，他的幽閉恐懼症曾經突然在劇場表演時發作，他當下動彈不得，最後是靠捏大腿才回過神來。身體的理性知道，在面臨心理危機的瞬間該如何運用身體擺脫困境。就像在睡夢中被鬼壓床時，為了讓意識從惡夢中離開，我們會捏或咬自己的身體一樣，身體的生存本能知道該怎麼做才能擺脫眼前的狀況。

第一次恐慌症發作後，我的生活再次被焦慮籠罩。在美術館裡感覺到黑暗的時刻、在飛機起飛前感覺到艙門關閉的時刻、登山時發現腳下踩的岩石有多高的時刻，都會感覺彷彿有人為我扣下恐懼的扳機。內心所有感知的危險細胞會在面臨黑暗、密閉、高空等令人恐懼的事物時全部甦醒過來，但我開始嘗試不去逃避，而是站穩腳步讓自己緩慢地深呼吸。一旦開始呼吸，我便發現焦慮不安不會壓垮我，而是會慢慢平息。

我終於明白在面對危機的瞬間，身體會本能地知道該如何保護自己。幸好我能用第一次恐慌發作時學到的緊急處理法，讓每一刻湧現的不安通過身體。現在我也逐漸有把握自己在不安時不會使它加劇，而能逐漸平息，這也成為我相信自己的起點。

人活著本就是件不安的事，為了徹底執行我們被賦予的工作、為了不要失誤、為了建立一段良好的關係，我們可能都會感到不安。恐懼不安可能隨時隨地襲擊任何人，我們無法預測不安何時來到，更無法阻止焦慮的爆發。我們唯一能做的，就是接受不安是生命的一部分。

如何用身體緩解焦慮？

當焦慮來襲時，有個方法能讓我們不被它壓垮並將其平息，那就是學習讓身體產生安全感的智慧。當不安引發逃避的反應時，身體有踩下煞車的功能。最有效冷靜下來的緊急處置，就是與自己的身體接觸。

我第一次恐慌症發作時，身體的本能反應就是與地面接觸。這在心理學上稱為「安心穩步」（grounding）。焦慮不安會觸發人想逃跑的本能，使身體產生一種彷彿要飄離地面的感覺。為了讓自己穩定下來，首先要讓身體跟地板接觸，藉著重新調整身體與地板的關係，幫助意識不要逃跑，在現實中站穩腳步並重新回歸身體。換句話說，安心穩步就是提供身體必要的實體接觸，讓身體確定自己存在於「此時此刻」，並使自己冷靜下來。

原本平息不安的最佳方法是接觸或碰觸他人，就像母親用撫觸的方式安撫受驚嚇的孩子一樣，只要感覺到他人安慰自己的溫度，便能大幅減輕內心的不安。若沒有這樣的對象，我們也可以用手撫摸自己來讓身體冷靜。當初受困在浴室時，當我將僵硬的身體與地板接觸之後，才終於開啟呼吸的通道。發生那件事的數年後，我開始學習創傷治療，明白了身體本能會做出這種反應的原理，像赤腳踩地、輕拍皮膚、按壓肌肉等自我碰觸的方式，都是使神經系統冷靜下來的技巧。

熟悉讓身體冷靜的技巧，就像學騎腳踏車一樣，首先要讓身體熟悉這些方法，然後不斷練習，直到我們能信賴身體為止。心理韌性就像鍛鍊肌肉一樣，需要反覆練習，直到我們對自己有信心。未來每當感到焦慮不安時，就用母性的肢體接觸使自己冷靜下來，直到不安轉變為自信。

◆正身練習◆

使用身體的煞車

過度不安時，
讓雙腳與地板接觸，
就能使心平靜下來。

身體也有油門和煞車，這是一種自律神經系統的反應，與汽車的煞車系統類似。交感神經系統的警覺類似油門，副交感神經系統的放鬆則相當於煞車。身體的自律神經系統是為了生存而自動運作，並且會隨著外界刺激而產生自主反應。換句話說，那不是一種有意識的反應，而是下意識的反射。

一般來說，當身體感應到危險訊號時，交感神經便會啓動並誘發緊張反應；感應到安全訊號則會使副交感神經活躍，進一步讓我們放鬆，這可視為一種情緒調節系

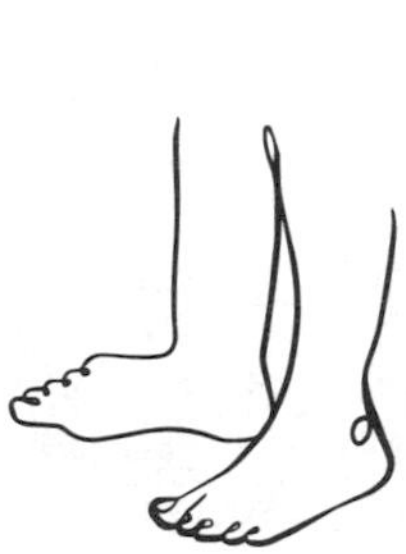

統。情緒的激動、不安或憤怒反應，都會使交感神經活躍；而情緒的舒緩、平靜、憂鬱或無力，則會使副交感神經活躍。

健康的身體能自行控制對外界產生的刺激加速或煞車，但若持續暴露在極度的壓力中，這個調節系統的節奏就會被破壞，使身體過度激動或情緒低落，前者會造成恐慌，後者則會導致憂鬱無力。

當過度焦慮使精神「離家出走」時，我們可以調整身體的煞車功能。焦慮恐懼其實是身體的交感神經系統過度運作的狀態，我建議這時利用「自我碰觸」的方式，能強力且有效地使活躍的交感神經系統冷靜下來。

平息焦慮不安的自我碰觸方法有很多種，接下來我要介紹身體經驗創傷療法（Somatic Experience: SE）大師彼得．萊文的穩定技巧。這是在情況最急迫時使用的技巧，讓人能確認自己與地面接觸，並明確辨識自己的身體界線。

接地是指讓身體與地板接觸，幫助意識回到現實的身體中。為了平息被觸發的焦慮，讓身體與地板接觸能有效使神經系統穩定下來。站立時，讓雙腳的腳底板各有一個點與地面接觸。坐在椅子上時，則讓腳底及與椅面接觸的坐骨共四個點碰觸到地面，更能讓人感覺到穩定。如果是坐在地板上，則可以坐骨為中心，讓臀部與大腿完全與地面接觸，更能夠感到平靜與安穩。

如果意識並未離開身體，而仍留在現實中時，我建議可以用拍打肌膚的自我碰觸法，幫助我們確認身體界線。例如看見有人失去意識時，我們會拍打或搖晃對方的身體，就是同樣的概念。藉著用手輕拍身體，能讓意識回到身體裡。恐慌有時會讓人感覺麻痺，副交感神經會過於活躍並切斷身體所有的感受，讓身體陷入失去覺知、麻痺、失神等狀況中。

這時可以更大力拍打身體，喚醒被麻痺的身體感知，幫助人找回現實感。感覺有人在拍打自己或身體正被拍打，能夠幫助喚醒意識的知覺。這麼做的重點在於幫助自己意識到外界帶來的刺激，透過這種外界刺激能區分內外感受，並進一步感覺到自己身體的界線。拍打是外在刺激，透過皮膚獲得共鳴的感覺則是內在刺激。

如果輕拍還不夠，還可以嘗試用更大的壓力按壓肌肉。這時的按壓，可以是捏或咬等更為深入的接觸，透過施力按壓，讓皮膚下方的肌肉產生感覺。舒緩焦慮最原始的也最傳統的方法就是肢體接觸，也就是擁抱焦慮對象的身體。就像母親擁抱不安的孩子一樣，以雙手用力抱住自己的身體，就能平息不安。這時適度的肢體接觸既能帶來安慰，也能讓人感覺被愛。按壓肌肉的強度可以配合自己身體的感覺進行調整，焦慮的強度越高，按壓的力道就必須越大，這樣才能幫助調節感覺並恢復平靜。

接著讓我們來學習母性的接觸，幫助焦慮不安的自己找回平靜。

1. 安心穩步：找回接地感

❶赤腳站在地板上，體會腳底的觸感。

❷為了深刻體會腳底的觸感，試著將重心完全放在一隻腳上，按壓腳底板。方法是先將身體重心完全往右移動，專注感覺右腳的觸感；接著再往左腳移動，專注感覺左腳的觸感。

❸接著將重心平均分攤到雙腳，讓重心微微往前後移動。在重心放在前或後時，更深入感覺到自己與地面接觸。這時最重要的是讓腳底板能平均地與地板碰觸。你可以想像腳底沾滿了水彩，要用按壓腳底板的方式，在地板上踩出完整的腳印。如果無法產生明確的接地感，就按壓腳背幫助腳底接觸地面。

❹如果坐在椅子上，則可以雙腳踩在地上，身體盡量往後坐，讓臀部坐滿椅子，且背脊自然打直。先確認雙腳踩在地上，接著確認坐骨與椅面確實接觸。

❺讓身體重心左右移動，藉著重力深入感覺重心所在那一邊的坐骨。重心往右移動時感覺右側坐骨的接觸，重心往左移動時則感覺左側坐骨的接觸。

❻體會腳底接地的觸感。想像腳底生根深入地底，確認自己與地面的連結感。透過腳底或坐骨，深入感覺身體正安穩地與地面接觸。吐氣的同時開啓全身的氣

孔，想像從鼻子吸入的空氣傳遍全身並到達腳底。專注感覺腳底與地面的接觸及呼吸的流動，察覺身體存在於當下。

2. 拍打：確認身體界線

❶用手輕拍另一隻手的手背，像要喚醒沉睡的手背一樣，叩叩叩地輕敲幾下。試著體察手背的感覺，看看皮膚是溫熱、是冰冷、是濕潤、是乾燥、是柔軟還是粗糙。

❷輕拍時速度和強度要有變化。以緩慢、輕柔、快速、強力等不同的方式，嘗試變換敲打的節奏，感受手背的皮膚如何與拍打產生共鳴，敲打的同時也要覺察自己的呼吸。

❸接著用手從頭部開始拍到臉部。從頭頂的皮膚開始，依額頭、眼瞼、鼻樑、

耳垂、人中、臉頰、下巴的順序慢慢向下輕拍。依循身體的感覺不斷調整速度與力道，仔細感受拍打在臉部肌膚所產生的聲音或震動。

❹再從肩膀開始，順著手臂、手、胸部、腹部、臀部、大腿、小腿、腳背、腳底的順序，慢慢向下輕拍全身的所有皮膚。順著感覺調整強度與速度，並試著意識感覺的改變。

❺輕拍的同時感覺皮膚被碰觸，這能幫助我們感知身體的界線並區分內外。拍打是來自外部的刺激，皮膚的共鳴則是來自內部的刺激。

3. 按壓肌肉：確認肌肉的力量

❶用手按壓另一隻手臂的肌肉，同時感覺皮膚下方的肌肉，是結實、軟還是硬的。

❷改變按壓肌肉的強度。試著調整壓力，視情況決定是要更溫柔一些還是更深入一些，並嘗試體察肌肉隨壓力改變所產生的不同感受。

❸接著用手從頭頂開始，慢慢往臉部肌肉按壓。沿著頭皮、額頭、眼瞼、耳垂、鼻樑、人中、臉頰、嘴唇、下巴慢慢向下輕柔按壓。隨著身體的感覺變換力道，用臉部的肌肉仔細體察按壓時的感受。

❹再從肩膀開始，沿著手臂、手、胸部、腹部、臀部、大腿、小腿、腳背、腳底，慢慢往下按壓所有肌肉。順著身體的感覺調整壓力，按壓並體察感覺的改變。

❺按壓肌肉的同時，試著將肌肉的感覺化為意識。將感受到的肌肉強度當成是自己的力量。在深入按壓肌肉時，確認身體是精神所在的容器。認知到自己正在碰觸的身體，是自身情緒與意識所居住的房子。

「所謂的精神健康，是能實際感受到自己的身體，
並且能感覺自己活在其中的能力。」 ——心理學家 阿德勒

04

憤怒的身體

要徹底破壞，
才能重新開始

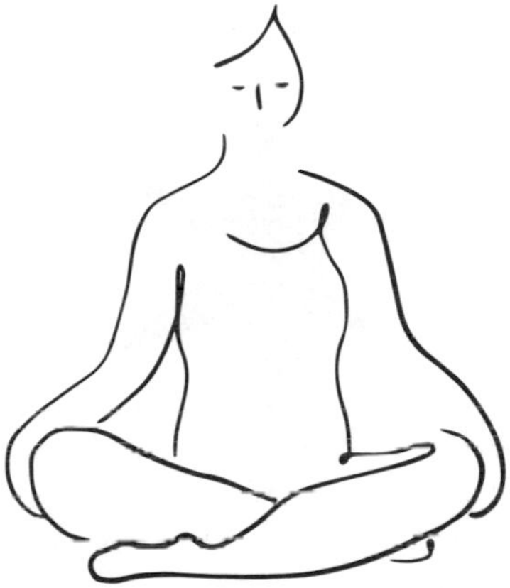

當我們溫暖地注視內在的野性時，
受傷的自我便能開創出具有創造力的人生。

扁平的頭型，竟隱含被壓抑的憤怒？

我的頭型其實很扁，但母親總說我的頭型很好看，而我也對此深信不疑，並一直以我的頭型為傲。開始接受精神分析後的某一天，我突然開始思考頭型扁平背後所隱藏的悲哀。有次我與分析師描述一個夢裡的場景，主題是後腦勺。夢中的我看著一個有著飽滿圓潤頭型的女子，輕輕地說：「妳的頭完全不夠扁。」但內心其實隱約有些羨慕對方。

夢中的我為何會有這種情緒？深入探究後我才發現，表現在外的態度並不一定就是內心真正的想法。我在探索這份羨慕的情緒時，突然感覺一股憤怒湧現，那股憤怒是起因於一個孩子，將迫切的渴望與對扁平頭型的不滿長期一併壓抑在心中。是的，從小我就是個總是孤單躺在床上無人理會，躺到後腦勺都被壓扁了的孩子。而這樣的經驗，也意味著幼年時我的情感遭到父母忽視。

從小我就是個乖女兒，總是忽視自己的感受與需求，只專注於母親的心情，以母親的需求為需求，並努力在她心目中維持良好形象。我扁平的頭型，其實是乖女兒這個身分所留下的身體痕跡。對母親來說，這是乖女兒的象徵，但對我而言，或許更是象徵被壓抑的憤怒。

坦白說，我曾趁著母親不注意時，偷偷欺負總被母親抱在懷裡的弟弟。在別人面前我是個好姊姊，會輕拍小我一歲的弟弟的屁股，疼愛地喊他是「我的寶貝」。可是在內心深處，我卻因為他霸占了母親而對他恨之入骨。我看似乖巧，內心卻藏了許多憎恨。我知道那個年幼的孩子雖然很愛弟弟，卻也同時非常討厭他。那孩子將自己與母親視為一體，把自己當成母親一樣，「善良地」用心照顧著弟弟，但這樣的成熟卻也讓人感到一絲悲哀。

因無法表達怒氣而感到憂鬱的身體

從孩子的角度來看，會憎恨弟弟是再正常不過了，只是沒有人發現她內心是因為愛被剝奪而產生恨意。在成長的過程中，這孩子也必須埋藏這股憎恨，因為討厭弟弟的罪惡感令她感到恐懼。那股被深埋的憎恨之箭最後卻射向她自己。這個擁有扁平頭型的孩子，生氣時會不自覺地暴飲暴食，然後再逼迫自己運動以消耗過多的熱量。長大後她的腸胃會定期出問題，只要她產生負面情緒時，則會不自覺地用非常暴力的方式對待自己。每當內心的情緒超過壓力極限時，情緒便會爆發，這時她總會責備自己意志力不夠堅強，無法控制情緒。

在學習心理學的過程中，我開始理解自己憤怒的根源。那股憤怒的對象，是曾讓我感受到甜蜜的愛，卻又冷酷將其剝奪的母親。當母親的懷抱被弟弟搶走，使我對母親感到憤怒，但卻無法憎恨母親，更無法抗議母親將我拋棄。因為覺得母親實在太可憐，所以我無法真的恨她；她也非常脆弱，讓我無法狠下心用自己的憤怒攻擊她。她為了養家活口而拚命努力著，光是要承受自己的傷痛就已經夠辛苦了。

我心中的這股憎恨無法找到替代的對象，於是最後就開始攻擊、處罰自己。因為無法憎恨母親，所以只好憎恨自己。一旦這種攻擊性開始轉向內在，人便會陷入憂鬱。這時精神上的能量會被用來攻擊或防禦自己，所以憂鬱的身體其實就是憤怒的身體。因為無法表達憤怒，只好變得憂鬱。

有愛的地方就有傷

「我心裡住著一頭殘暴的獅子，那頭獅子似乎總是處於飢餓狀態。」

一名四十歲出頭，外表看來非常溫柔的女子如此描述自己的內心狀況。在一次心理諮商的過程中，她的身體突然動了起來，讓盤踞在內心的那頭殘暴獅子現形。總是恭敬有禮的她，正是因為這股連自己都不明所以的憤怒而前來諮商。

女子的憤怒不是朝外發洩，而是以攻擊自身的型態顯現。過去在關係中與人發生衝突或遭遇負面情緒時，她總會選擇逃避。她會毫無預警地失聯或失蹤，斷絕那段發生衝突的關係，這也是她在人際關係中，唯一能釋放內心那頭殘暴獅子的方法。因為除了攻擊自己之外，她不知道有什麼方法能控制這股憎恨。或許是不知如何控制，於是這股深深壓抑的憎恨，最終成了自傷、自殺的衝動。殘暴的獅子象徵受困於女子內心的憎恨，偏偏現實中卻沒人發現這股憤怒，她自己也將這股怒氣視為禁忌，僅將其留在自己的內心。

女子為何如此壓抑這股憎恨？

當愛被剝奪時，人便會產生憎恨，所以有愛的地方便會有人受傷。我們不會憎恨不愛的事物，精神分析師溫尼考特曾說：「人人都會破壞自己所愛的事物。」這股破壞的攻擊性，便是源自於愛與恨。為了得到愛、為了排解恨，我們必須使用這股攻擊性。孩子吸奶、吐出不喜歡的東西、人們吸引或排斥喜歡的異性的行為，都來自於這股攻擊性。這時的攻擊性是天生的，是為了保護自己，讓自己得以生存的本能反應。

愛與恨是人類一體兩面的本性，它們的存在，證明我們內在的本能依然健全。只是當本能受困時，便會引發問題。當憤怒的攻擊性找不到出口，只能受困於內心時，這股攻擊性便會開始攻擊自己。當受困內心的攻擊性無差別爆發時，會使我們不自覺地破壞一段關係，不但傷害自己也傷害他人。

當我們能夠不壓抑、不否定愛與恨時，才能感覺自己活得健全。前面那名女子所展現的溫柔形象，是為了讓自己能在現實中存活所建立的假象，那是她的生存策略，也是一種「假我」（false-self）。深深受困其中的飢餓獅子，或許才是女子的「真我」（true-self）。那頭獅子之所以殘暴，是因為長時間缺乏愛所致。那股攻擊性源自於渴望找回被剝奪的愛，但那被徹底否定的真實面貌長期受困於潛意識中，讓她只能以無感且無力的狀態在現實中苦撐，有如臥病在床的植物人一般。

為了覺醒成為真正活著的存在，我們需要脫去虛偽的表象，從中展現出脆弱但真實的自我（真我）。若要做到這點，便需要一股力量喚醒沉默並對抗恨意。換句話說，我們必須給予憤怒空間，容許怒氣的火苗滋長。若這時我們的內心被不安所支配，那隱藏的憤怒便無法顯現出來，因為唯有當隱藏的自我感到安全時，我們才能展現真實的自我。潛藏在不安中的憤怒也會浮現，並獲得攻擊的力量，這時憤怒所具備的攻擊性，其實是一種喜悅訊號，象徵精神能量正在恢復。因此，我們必須面對自己的恨意，才能讓壓抑的自我恢復生機並持續成長。

如何面對內心的攻擊性情緒？

找回自我遺失的野性，也是修復的開始。當憤怒不需要攻擊自己，而能透過安全的出口釋放時，這股攻擊性便能轉換成創造的能量。只要這名女子能認知並包容內心那頭遭到束縛、象徵憤怒的獅子，攻擊性便會失去目的，攻擊自己的理由便徹底消失。我們必須讓長期受壓抑的野性重新活過來，找出並正視隱藏在外顯症狀中的野性，才能擺脫根深柢固的無力感。

為了讓攻擊性以更具建設性的形式發揮作用，我們需要能承接攻擊性的對象。就像在拳擊練習時需要有人接拳一樣，攻擊方得以透過守備方確認自己的力量，並進一步加強鍛鍊自己的肌肉。

每個小孩最初用來練拳的對象都是父母，父母是孩子的初戀，同時也是最初的憎恨對象。父母需要做的不是除去子女的攻擊性，而是順應並配合。尤其在最為重視攻擊性的青春期，父母需要好好接受子女的憤怒與攻擊性。

父母應該同理孩子潛藏在攻擊性中的挫折與反抗情緒，同時對他們不恰當的行為設下界限。這對父母來說也是一項極具挑戰性的任務，因為它們需要承受來自孩子的攻擊性。然而只有在攻擊性被接受和理解的情況下，孩子才能嘗試表達自己的攻擊性，並審視攻擊性的本質。

當孩子感覺自己的憤怒能完全被他人接受時，他們便不會再壓抑或忽視自己的憤怒，而能接納與表達自己的情感。因此在青少年時期的情緒發展中，有機會表達自己的憤怒而不感到內疚，對他們來說是最有價值的一件事。

有意識地進行破壞，就能重新建設

要能正確地破壞，才能夠重新建設。這裡的「正確」，是指有意識地進行破壞。若想將攻擊性轉化為具創造性的力量，就必須認識並接受愛與恨的雙面性。唯有有意識地破壞，才能進一步衍生出再創造。這裡的破壞並不是單純的物理攻擊行為，而是能夠反駁對方、與對方爭論的態度，或善意的競爭，抑或是承受令人不適的衝突。

無意識的破壞行為很可能只會停留在破壞的階段，例如埋首於工作並在不知不覺中搞壞身體、過度執著於子女的學業成就、失去理性追逐不當的利益、將本能耗盡以保護自己，並避免與他人建立關係等。但當我們相信攻擊性不只能停留在破壞階段時，那股破壞衝動便會發展成在現實中追求建設自我人生的渴望。因此，我們不應該壓抑攻擊性，而必須有意識地使用它。

當我們無法理性操控憤怒的攻擊性，身體便會代為承接憤怒。由於在壓力衝高的瞬間，人幾乎不可能用理性的判斷和行動來操控憤怒。若希望這股洶湧的能量不要無意義爆發，而能被有效利用，首先我們必須開啟能讓憤怒通過的出口，就像壓力鍋內的水沸騰時，我們必須把安全栓拔掉，才能讓壓力釋放。

在憤怒的壓力高漲時，能有效且有意識地使用力量的方法就是活動身體。例如在盛怒時，我們可以運用那股能量起身離開現場，這時「走路」這個行為，就能讓身體使用這股憤怒能量，並成為轉換情緒的機制。其實不光是走路，例如跑跑步機、登山、騎腳踏車、洗碗或打掃等日常生活中會動到身體的所有活動，都能成為心理轉換的機制。

一個健康的人，肯定都曾經有過經由身體活動轉換自身情緒能量的體驗。散步、慢跑、登山、騎自行車、拳擊、游泳、肚皮舞、倫巴舞等運動，都能安全地為攻擊性打開一個出口。當憤怒的攻擊性找到出口並得以離開身體時，我們就能以全新的角度看待情緒。

將內在的野性化為具創造力的生命

憤怒可以成為創意的動力，例如藝術的能量往往來自負面情緒。憤怒的暴走、匱乏的傷痛、喪失的絕望、失去樂趣的倦怠、深切的孤獨感等負面情緒，都能成為創意的火種，再生為藝術的創作成果。有時候，淒涼悲傷的情緒或許很難轉換為審美的體驗，所以藝術可能會激發我們內在本能的能量，喚醒我們的靈感，這種轉換稱為藝術的昇華，其中舞蹈可說是能透過身體進行心理轉換的藝術形式。嘻哈舞、哈卡舞、佛朗明哥、驅邪舞等，都是能將憤怒昇華的舞蹈。只要能透過跳舞釋放儲存於肌肉的破壞衝動，使之安全地發洩，憤怒就能成為創造的能源。

如果想將憤怒的攻擊性轉化為創造的能量來源，首先要回歸原始能量居住於**身體的「家」（home）**的狀態。所謂的回歸身體，是指覺察身體的心智功能，換句話說就是用心傾聽自己的身體。就像要認識身體才能使用身體一樣，我們必須覺察憤怒才能有意識地使用憤怒。**當身體動起來，情緒也會跟著動起來**。在肌肉活動的同時便能釋放緊張，被壓抑的情緒也得以流動，幫助我們自然轉換心情。

愛與恨有如光與影，影子越深沉就代表光越亮，當我們能誠實正視內在的攻擊性，就能瞭解真正的自己。同樣地，當我們能體察自己對憤怒的感受，才能真正控制憤怒。心理健康是身體與精神整合的程度，代表能充分感知並接受自己所有的情緒、感受、想法的整合狀態。換句話說，就是一種能不忽視內在本能與衝動，而完整接納並承擔責任的狀態。

在我們內心，必須讓野生動物與馴獸師和平共處，當馴獸師以溫柔的目光看待我們內在的野性，受傷的自我便能開創出具創造性的人生。

◆正身練習◆

喚醒身體

透過擺動身體的動作，
能把想遺忘的回憶或想法，
轉變成身體的能量。

我建議大家透過跳舞，嘗試用身體操控憤怒的攻擊性。舞蹈是透過身體表現內在野性的藝術，是一種能生動感受內在原始能量的行為。我們該如何開始呢？如果身體長期處在憂鬱狀態，或完全感覺不到攻擊能量，首先必須喚醒生命的火種，也就是需要感覺體內擁有生命的火種。

將身體視為樂器進行調音，並感受共鳴，就是演奏的開始。這與有意識地故意移動身體完全不同，它是一種允許身體與最原始的節奏共鳴的態度。如果長時間無法

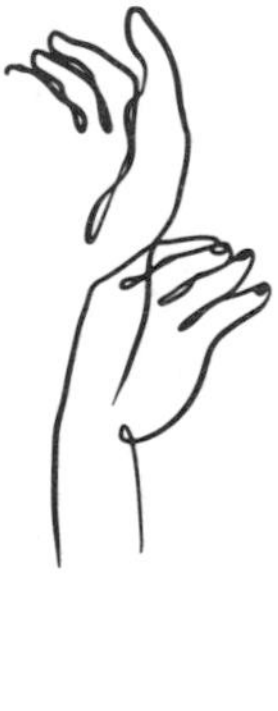

感覺或演奏身體這個樂器，我們會需要外界的協助。最有效的方法，就是利用音樂讓身體這個樂器產生共鳴。由於音樂本就有節奏，我們的身體能夠自然配合音樂的節奏擺動，這樣便能自然喚醒身體動的本能。這時若有原初的感受或破壞的衝動湧現，要記得那全是幻影，因為所有的感覺與情緒，都是讓我們得以舞動的能量來源。

準備好音樂之後，要使用幾個能幫助喚醒能量火種的主題。第一個主題是「擺動」，這能夠與喚醒內在野性的行為連結，讓我們配合這個主題盡情擺動身體，並透過身體即興演奏，在心理學上稱這種行為為「身體自由聯想」。自由聯想的核心是不做自我審查或自我批判，而任憑好奇心跟隨內在衝動進行探索。

第二個主題是「推」與「拉」。推是保護自己不受所有會侵犯個人領域的事物干擾，拉則是積極吸引所有自己想要的事物。以這兩個主題為基礎，我們可以透過身體的即興舞動，探索自己內在的推拉。

擺動、推、拉等主題能喚醒我們內在的野性，也是能發揮主導作用的催化劑。我們能藉此用不會危害自己或他人的方式，透過身體釋放內在的衝動與壓力。就算方式有些粗糙也無妨，如果具有能引起情感共鳴的感性內容更好，因為那些都能化作一支私密的舞蹈。

我們也可以順著手的運動，描繪出一幅圖畫。如果你腦海中浮現任何畫面，也能試著揮舞雙手表現出來。或是用色彩傳達自身的情緒，利用繪畫表達自己的想法。透過將心靈意象以圖畫的方式呈現，可以在視覺上確認並意識到自己的原始能量。在這個過程中，你會獲得超乎想像的靈感，也能體驗到創造性的轉變。

1. 搖擺節奏：喚醒沉睡的野性

❶首先，確保自己擁有一個能夠自由擺動、且不受外界阻礙的私人空間。接著準備能喚醒自身野性的音樂與簡單的繪圖工具（一張紙和基本的上色工具）。

❷開始動作之前，確認雙腳與地面接觸的感覺，試著感受自己的身體。感受一下心跳與呼吸、哪裡的肌肉感到緊繃、哪裡會痛、哪裡不舒服等，覺察自己體內的衝動。

❸播放音樂，透過擺動讓身體開始演奏。先從指尖開始，隨著音樂的節奏擺動指尖，開始即興舞蹈。憑藉身體的感覺選擇節奏的速度與強度，擺動的節奏可以從輕柔緩慢開始，逐漸變得快速強烈。

❹指尖擺動足夠之後，可以轉而移動肩膀。從肩膀開始進行擺動，沿著下巴、頸部、脊椎，經過骨盆到膝蓋、腳底緩慢移動，並專注在身體的每個部位，以擺動的節奏即興舞動。將身體交給音樂的節奏，允許自己隨著身體的感覺持續調整節奏的速度與強度。

❺以擺動的節奏讓身體每個部位動起來，如果這時浮現任何情緒、回憶或想法，請試著想像將一切全都拋諸腦後。你可以甩開灰塵、懶惰、無力、恐懼、長期如影隨形的習慣、擔憂或想法，甩到你覺得足夠為止。

❻如果你感覺擺動足夠了，便可以慢慢降低節奏的速度和強度，讓擺動得以逐漸

停下，最後回歸靜止狀態，再重新感覺身體。感覺心跳、呼吸、肌肉的緊繃是否放鬆、身體是否有哪個部位發熱等，試著比較並確認身體的感覺有哪些不同。

❼ 把用身體感覺到的野性畫成一幅畫。順應感覺去畫，如果腦中浮現任何感受的形象或色彩，就試著將其以視覺圖畫的形式呈現。圖畫完成後，請拉開一些距離欣賞那幅畫。

我們無法表達不存在於自己內在的事物，所以將這些抽象的感受視覺化成圖像，並寫下心中浮現的想法，能幫助我們直視內在的野性。

2. 推拉的節奏：用攻擊性的節奏跳支具刺激性的舞蹈

❶ 首先，確保自己擁有一個能夠自由擺動、且不受外界阻礙的私人空間。接著準備能喚醒自身野性的音樂與簡單的繪圖工具（一張紙和基本的上色工具）。

❷開始動作之前，確認雙腳與地面接觸的感覺，試著感受自己的身體。感受一下心跳與呼吸、哪裡的肌肉感到緊繃、哪裡會痛、哪裡不舒服等，覺察自己體內有哪些衝動。

❸播放音樂，利用身體演奏「推」的動作。從手掌開始，配合音樂的節奏用手掌以推的節奏即興起舞。確認腳底的觸感，重心保持在脊椎不要跑掉，先是輕柔緩慢地推，力道再逐漸加大。有必要的話，也可以直接去推牆壁或地板。在做推的動作時要結合吐氣，充分使用從身體中心湧現的力量，並將推的節奏以身體動作表現出來。重複進行動作，找到屬於自己推的節奏。

❹若在推的過程中，心中浮現任何情緒、回憶或形象，請試著想像把那些東西從自己身上推開。若想到任何侵犯自己界線的視線、話語、行動或對象，就想像你使用自己的力量，保護屬於自己的領域。直到你感覺足夠、覺得終於能好好保護自己之前，持續重複進行推的節奏。

❺接著換成進行「拉」的節奏。確認腳底的觸感，重心放在脊椎，手以拉的節奏即興起舞。先是輕柔緩慢地將手拉開，再慢慢加大力道。在做拉的動作時要注意呼吸，並好好使用來自身體的力量。以肢體動作表現拉的節奏，不斷重複以找到屬於自己拉的節奏。

❻如果在拉的過程中，心中浮現任何情緒、回憶或形象，例如自己渴望的目光、言語行動或對象，請試著想像把那些事物往自己身上拉。拉住那些內心渴望的事物，不斷重複，直到你感覺足夠為止。

❼當你感覺足夠之後，就漸漸放緩節奏的速度與強度，最後停下動作。動作停止後回歸靜止狀態，重新感覺身體，感覺心跳、呼吸、肌肉的緊繃是否放鬆、是否有哪個部位發熱等，試著比較並確認身體的感覺有哪些不同。

❽把用身體感覺到的刺激畫成一幅畫。順應感覺去畫，如果腦中浮現任何感受的

形象或色彩，就試著將其以視覺圖畫的形式呈現。圖畫完成後，請拉開一些距離欣賞那幅畫。

我們無法表達不存在於自己內在的事物，所以將這些抽象的感受視覺化成圖像，並寫下心中浮現的想法，便能幫助我們直視內在的野性。

「與內在的感覺建立和平的關係，
就能靜靜感受身體的感覺，甚至是感受自我。」
——精神醫學家　貝塞爾・范德寇

05

被消費的身體

失去存在的意義，
而淪為工具

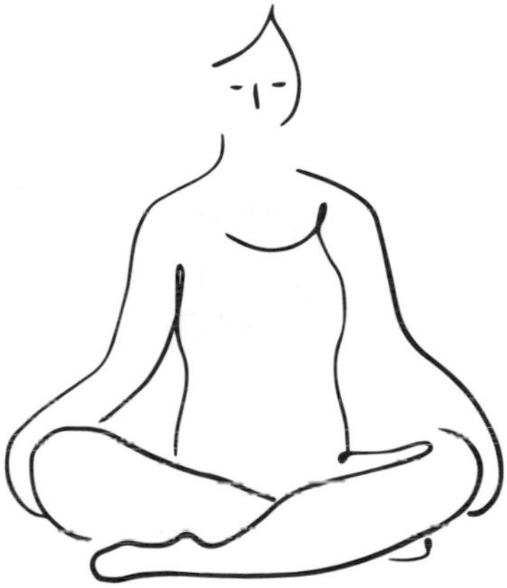

當身體無法停止時，

便會發生使身體不得不停下來的事。

不被愛的身體

當鬧鐘響起，便正式展開身體疲憊的一天。我們費力地撐起沉重的身體，勉強起床。我們忙著將化妝品一層層塗在皮膚上，用高溫等人為的方式改變髮型，忙碌地尋找流行的服飾。囫圇吞棗地將食物塞入嘴裡，匆匆應付各種瑣事，忙到氣喘吁吁。即使在忙碌之餘，我們仍不斷關注他人的眼神與表情，全身的神經和感覺都隨著他人的視線而緊繃。當疲憊不堪、缺乏活力時，我們會攝取咖啡因或糖分，強迫自己打起精神。即使在短暫的休息裡，我們仍埋首於智慧型手機，讓大腦高速運轉。因為沒有機會好好休息，整天過度負荷的大腦，使身體完全無法進入休息狀態，這令我們失眠，只能靠酒精或安眠藥強迫結束一天，到了隔天又重複一次相同的循環。疲憊不堪的身體被迫迎接激烈的每一天，這樣的作息一再重來。

這就是不被愛的身體的日常生活。缺乏自信的身體總是靜不下來，要不斷朝目標前進，要趕上緊湊的行程，要為了不落後而迫使自己前進，因為不被愛的身體以為停下來是最糟糕的事。然而即使這樣拚了命地前進，我們仍對自己不夠滿意，仍覺得自己有待加強，對自我的否定與厭惡揮之不去。我們還逼迫自己持續學習以彌補缺點、逼迫自己購買更多好東西以填補自卑、追求更強大的人際關係以確認自身的存在價值。時時刻刻都在配合外界的身體無法靜止，只有在他人的視線停留時，不被愛的身體才會感覺有意義。**為了繼續生存，身體必須不斷犧牲自己**。

因此，這樣一個無法真正存在的身體不斷被消耗，為了不被拒絕、為了獲得認同，我們修補身體、鍛鍊身體、裝扮身體，努力讓身體成為符合外界眼光的特定模樣。無法以真實自我存在的身體，陷入工作成癮、人際關係成癮、運動成癮、瘦身成癮、整型成癮等各種成癮狀態，成為生存的手段。即便如此，我們仍無法接受身體的模樣。而且越是渴望符合外界的價值觀，就越無法停止消耗身體。無法停止的身體，便無法真正存在。

不被愛的身體為了被愛而越來越忙碌。這樣執著於外界認同的身體是無法獨立存在的，只會被消費與消耗。這樣的身體終將在某個時刻崩潰。

當身體崩潰，心靈也會崩潰

我的人生中，也遭遇過幾次身心崩潰的事件。崩潰通常從身體功能停止開始。例如有時我會突然扭到腰或腳踝、心臟出現異常訊號或胃痙攣，使我不得不停下原本在做的事，這會連帶使得我的精神也跟著崩潰。

身體出狀況後，精神會感到不安與緊張，最後墜入無力的深淵。當身心一起崩潰的時刻來臨，會迫使我們不得不收回注視外界的目光，將視線轉向自我內在。我們會開始思考「為什麼會發生這種事？」

那些看似偶發的崩潰事件，或許並非偶然。仔細觀察我們在無意識中犯的種種錯誤，便會知道每個事件都有它們的意義。我的日常生活也並非突然崩潰，而是有跡可循。當我們無法有意識地放慢身體的速度時，潛意識便會幫我們踩下煞車。

現在回想起來，我有很長一段時間，都是為了實現一個未來，而拚命度過每一個現在。為了達成某些目標，我必須成為戰士，因此人生中的每一個任務都成了我戰鬥的對象。學生時期，我將「全力以赴」這句標語貼在桌前，自我激勵。大學入學考試是我必須面對的第一個戰鬥目標。當時，我每天清晨便拖著沉重的身體去補習班上早課，到了上學時間，便拖著已經非常疲憊的身體搭上校車，努力撐過一天的課程，直到晚上十點的晚自習結束。高三的考生生活只是我蹂躪身體的開始。大學入學考試結束後，我如願來到首爾讀書，但隨即又有新的自卑感將我吞噬，將我推上新的戰場。對當時的我來說，享受大學生活的浪漫是種奢侈。我同時兼了兩、三份打工，也為了拿到獎學金而拚命讀書，但即使我已經這麼努力，我仍然覺得自己不夠好。

我總是對自己不滿意。即使畢業後順利進入職場，我仍無法安於現狀，繼續為自己尋找新的戰鬥對象。這次的目標是到美國留學。為了實現這個目標，下班後我到終身學習機構上心理學基礎課程，還會利用上班前的清晨時段去英文補習班。成功踏上留學之路後，達成目標的成就感也並未持續很久。剛到美國的我光是要跟上課程就很吃力，卻還是找了許多兼職工作，怎麼也不肯讓自己停下腳步。當時我相信肉體的痛苦便是精神的快樂，所以非常享受讓肉體痛苦的過程。

那段時期的我，究竟為什麼要如此折磨自己？為了填補自己的不足、為了證明自我、為了獲得他人認同，我總覺得自己必須做更多事情。如果無所事事，心中便會浮現莫名的不安，找點事情來讓自己忙碌，至少能夠感到安心。當時我認為，即使粉身碎骨也必須完成設定好的目標，我把身體當成祭品，用以換取實現目標，過程中總是刻意忽視身體的呼救聲。

我的人生確實也曾有過實現夢想的喜悅時刻。當我在美國取得碩士學位，正式受聘進入理想的職場擔任心理治療師時，我終於感覺自己達成了十多年來不斷追求的目標。但我變幸福了嗎？結果恰好相反。那段時期我的心臟一直出現異常，不明原因的感染症狀困擾著我，情緒也開始陷入深度憂鬱。

在迎接人生最光輝燦爛的那一刻，我的內在卻急速向下墜落。多年來沒有休息地全力以赴，帶來的結果正是「身心崩潰」。這使我意識到自己不能不停下來，若我無法為自己踩下煞車，便會發生一些事情使我不得不停下腳步。

身體需要座標

我必須讓身體停下。當我的身體停止忙碌之後，所有的日常活動也隨之暫停，這可以幫助我思考自己究竟在做什麼、過著什麼樣的生活。那段時期的我極度渴望改變，我開始接觸冥想，練習主動讓自己停下。

起初我非常抗拒，因為「停下來」這件事與長期不斷活動的身體習慣牴觸，發生了強烈衝突。我努力讓自己靜靜觀望內在發生的衝突，因為除了讓這種衝突通過之外，我別無他法，畢竟我再也無法回到身心崩潰前的狀態。那感覺像是為了終結人生的長期抗戰，而在我體內展開另一場大戰。

當我內在對停止的渴望與身體活動的習慣掀起激烈的戰爭時，我發現一個重要的真相：**「我無法平靜地面對自我」**。

沒錯。我無法回歸自我、無法和自己和平共處。我總是追逐外在的事物，這使我無法專注在當下好好觀察自己，只是持續眺望著模糊不清的未來，消耗自己的身體。

當我讓身體停下，並嘗試拋開長久以來盲目追求達成目標的習慣，建立起全新日常的過程中，我不得不面對改變所帶來的陣痛期。

在那段過渡期中，身體熟悉的忙碌日常不再，新的日常生活中多了刻意的留白，讓我有機會好好審視自己的內心。我的身體十分吃力地適應著新的日常。在這之前，我一直認為「停止」是件非常可怕的事，但在我真正讓身體停下之後，我開始感覺到內在的某種「間隙」，能為我帶來喘息的空間。令人驚訝的是，當我身處在這間隙之中，我內心產生想要動起來的衝動。那樣的衝動並非來自外界的壓力，而是源於內在自發的動機。

當時接觸的冥想，自然而然又帶領我接觸了瑜伽。在學習瑜伽的過程中，我有機會面對身體長期的習性。學習時我仍會為了讓自己的體態更優美、為了不落後別人、為了完美聽從指導者的指示，而嘗試消耗自己的身體。但當時我已逐漸懂得如何重新將注意力放回自己的身體上。我開始觀察自己的呼吸、肌肉的緊繃與放鬆、哪些姿勢會讓自己舒服或不適。我漸漸開始同情這副自己未曾看顧、一直被當成生存道具使用的身體，它終於逐漸成為一個獨立的存在。我首度向身體請求原諒，也正式展開重建身體與自身關係的旅程。

讓身體熟悉新的日常之後，我也開始著手重建崩潰的心靈。十多年後，我終於明白當年遭遇的人生重大崩潰究竟有何意義。迫使我不得不停下腳步的「身體傷害」，並不是件可怕的事。崩潰並不是一切的終點，而是新的開始。經歷身體痛苦與精神崩潰的同時，我開始接受自己無法繼續以現在的狀態存在。那是一種屈服，是巨大的痛苦，也象徵著心理上的死亡。但神奇的是，在我接受崩潰之後，我的內在也開始產生新的改變之力。

當我們所熟悉的一切都被破壞時，新的秩序會從混亂與困惑中誕生，這是所有創世神話的核心，也是人類內心因痛苦而飽受煎熬時，最可能出現的後續發展。我在心理諮商過程中接觸的眾多個案，都是在自身陷入崩潰與混亂時，因為渴望抓住一根救命稻草才會前來諮商。那是他們人生的轉捩點，也是創造人生新秩序的絕佳機會。

為了找到自己該走的路，我們需要為自己指引方向的羅盤，創傷治療大師貝塞爾・范德寇（Bessel van der Kolk）稱為「內在的定位系統」。他說，極度的壓力會導致身心分離的狀態，讓人失去內在的定位系統。若想走向康復之路，就必須找回遺失的內在定位系統。而發現內在定位系統的所在之處，是身體的智慧，身體的座標可以成為我們掌握內心狀態的依據。

冥想與瑜伽讓我得以找回遺失的身體定位系統。透過呼吸修練心靈的正念，就是源自於我所學習的內觀冥想。這時呼吸所扮演的角色是定位系統，讓身體能回到我們正在呼吸的當下。瑜伽原本也是透過訓練身體而達到精神修行的手段，所以若不與自己的身體連結，便無法覺察並處理情緒。當我們失去身體的定位，相同的問題便會一再反覆，讓我們完全無法活出自己的人生。

擁有身體的座標，意味著擁有屬於自己的人生標準。我們不應一味配合他人的觀點或話語，而該以自己作為人生的依據，才能夠好好地活在世上。

找到身體歡愉的感受

若想將身體當成生命的依據之處，就必須讓身體感到舒適。其中最重要的，就是感受到身體的喜悅。我們與身體分離最大的原因，就是不想感覺到痛苦。人類天生就會為了逃避不快而脫離身體，在感覺到快樂時才會回歸身體，因此當我們能在不感到羞愧的情況下，好好探索並充分感受身體的愉悅時，就能跟身體更加親密。

要跟自己的身體更親密，其實就像與他人拉近距離一樣。我們必須主動接近身體，積極嘗試一些身體喜歡的事。想像一下我們的身體會在何時、何地感到自在愉快呢？人通常會在洗手間、浴室、散步步道這類以身體活動為主的空間中，獲得精神上的自由。因為在這樣的空間裡，意識不需要耗費精力防禦外界、不需要壓抑自我的本能，可以幫助我們回歸敞開的身體，進而使思考不受拘束。在這樣的時刻，我們更能在精神上獲得靈感。

雖然幸福無法用特定的觀念定義，不過當我們能夠深入與身體交流，便能感到安定與充實，這就是一種幸福感。因此，想要變幸福，就不能失去身體的本能。只有當身體感到快樂，心才能覺得幸福。讓身體愉悅，就能獲得幸福。

如果你覺得與身體親近很困難，也可以試著從日常生活中能簡單嘗試的事情開始。例如靜靜坐著，輕輕左右搖擺自己的身體，這樣晃動的節奏就能帶給自己安慰。或者可以嘗試用雙手緊抱自己，並以適當的壓力按壓身體，這就是一種愛的表現。你可以用自己的母性緊抱住自己，就像母親充滿愛意地緊抱著孩子，讓自己獲得被關懷的感覺。

透過這些方式讓身體感到溫暖、平靜與愉快時，內心便會湧現一座小小的恢復之泉。老子曾說，你會心情憂鬱是因為活在過去，感到不安是因為活在未來，心情平靜則表示活在當下。為了獲得幸福與平靜，我們必須回歸根源，而那根源便是身體座標所在之處。

◆正身練習◆

像樹木一樣舞動

想像雙腳就是樹根、身體是樹幹、雙手是枝枒，
讓自己化身為樹木自由擺動。

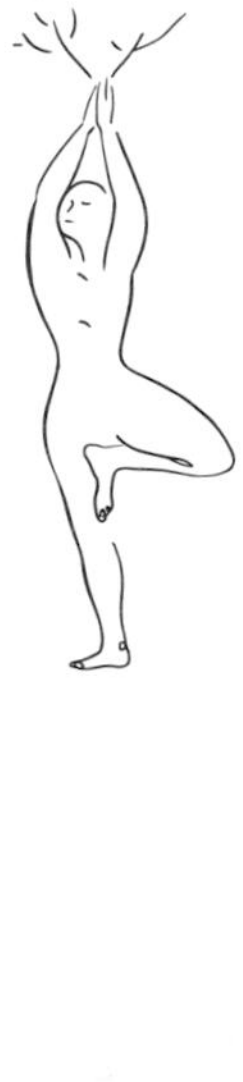

為了活在當下，我們必須回歸身體的根源。回歸實際存在的身體，便能擁有自我感受的羅盤。

要感覺身體，必須讓自己靜下來；而要真正感覺那份靜止，又必須動起來。這時的動與靜是兩個極端，卻也是一體兩面的概念。動能有效透過肌肉感受當下存在的身體，但我們也必須同時在動作與靜止間覺察靜態的寧靜。

為了幫助自己感覺並認知身體，我建議各位試著想像一棵樹。人的身體就像一棵樹，腳是根，脊椎是樹幹，手是枝枒。當腳像樹根一樣與地面相連，便能感覺自己

存在於當下。人的脊椎就像樹幹，是支撐整個身體的中軸，脊椎與身體的根（也就是腳）連結，能幫助我們找到重心並穩定直立。手臂與手則像樹枝一樣與樹幹相連，可以柔軟且自由地表達自我。

當脊椎動作時，脊椎可以是獨立的存在，往上支撐頭顱，往下經由骨盆與下半身連結。脊椎也是身體的支柱，與心臟、肺、胃、腸等器官相同，是貫穿身體中心的通道，其排列的狀態會影響呼吸道與循環系統。

從心理學的觀點來看，連接頭部與臟器的脊椎，也與人類的本能及意識相連，是維繫思想與情感的重要通道。當人在情緒上感到不安，支柱會使出更多力氣穩定自己，在情緒上感到憂鬱，支柱的界線則會因情緒低落而瓦解。不安與憂鬱會使脊椎彎曲，破壞正常的排列，並進一步妨礙呼吸與能量的流動。當脊椎的排列遭到破壞，會使連結頭部與身體的通道被切斷、分離，導致理性與本能無法順利交流。

我們能從一棵健康的樹身上，看見人類身心健康的模樣。當人像一棵深深扎根於地底的樹，雙腳踩穩在現實中，中軸就能奮力地朝天空延伸，並在現實中實現靈性的和諧統一。

這時雙手有如不受拘束的樹枝，會為了與世界交流、更具包容性地面對這個世界而開始自主表達意識。當身體的中軸與根部相連，使我們能穩穩踩在地上時，便能展現真正屬於身體的自信。

跳舞是一種整合身心的活動，能幫助我們感知自己的身體和精神，就像樹木一樣，透過身心統一來實現和諧。現在就讓我們回歸身體的根源，學習連接身心的脊椎之舞與樹木之舞。

1. 脊椎之舞：中軸的感覺

❶赤腳踩在地上，腳掌緊貼地面，體察腳掌的感受。

❷脊椎慢慢動作。從頸椎（頸部）開始，到胸椎（胸部）、腰椎（腰部）、薦椎（薦骨）、尾椎（尾骨）一路向下，充分感受由三十三塊骨頭組成的脊椎關節。

❸讓脊椎更精細地動作。試著感覺脊椎不只有骨頭，也有肌肉韌帶、血管、脊椎神經等其他組織。感覺肌肉與在其下流動的血管，輕柔地動作著。

❹為了讓脊椎的動作更自由，試著想像脊椎動物的形象。想像一隻白天在暖陽下，悠閒地伸著懶腰、延展脊椎的貓。或者想像用只有脊椎的身體在大地上探索、移動的蛇。也可以想像擺動頭尾，在水裡自在悠游的魚或海豚。想像自己化身成牠們的脊椎，讓自己更溫柔、更柔軟、更多樣地動作。

❺結合呼吸，並試著配合脊椎的關節、韌帶、血管更仔細地動作。肌肉伸展時大口吐氣，肌肉收縮時深深吸氣。當脊椎伸展與呼吸調節和諧並進，脊椎就能夠柔軟且自由地動作。這樣便能使我們停下所有動作，在寧靜之中感受身體的共鳴。

❻接著，自由聯想脊椎的動作。跟隨來自脊椎的衝動，允許自己接受從脊椎開

始、專為脊椎所存在，也是脊椎所想要的舞蹈。配合呼吸，找到屬於脊椎的節奏。輕輕地搖擺、溫柔地甩動、如乘著海浪的揮搖，甚至還可以使用更多肌肉的力量，或以完全放鬆的節奏動作。無論哪一種節奏，都試著探索此刻脊椎最滿足的節奏。

❼感覺跟著節奏做的動作夠了，便停下動作。當你進入完全靜止的狀態，就能在寧靜中感覺身體的共鳴。

試著將動作時脊椎體驗到的感受，用色彩、線條、形態等視覺圖像呈現，接著以「我的脊椎說」為開頭，寫下一篇自由聯想的文章。觀看那幅圖畫、閱讀那篇文章，思考脊椎要傳達的訊息。

2. 樹木之舞：根、軀幹、枝枒的連結

❶赤腳踩在地上，腳掌緊貼地面，體察腳掌的感受。

❷想像雙腳就是樹根，將重心放在腳掌，想像腳像樹根一樣深入地底，並確認雙腳踩在地上的感覺。用手按壓腳背和腳踝，更深入地體察觸地感。配合呼吸，在吐氣的同時，想像自己的根更加深入地底。

❸想像自己的身體就是樹幹，若能透過雙腳接地的感受，讓身體的根更穩定地與大地相連，便可以再嘗試讓根與樹幹相連。從腳底到腳踝、小腿、膝蓋、骨盆、腰、胸、頸、頭，慢慢移動關節，仔細體察樹幹與根相連的感受。

❹不要漏掉任何一個構成樹幹的關節，慢慢移動關節以使其相互連結、排列，最後再試著與呼吸連結。肌肉收縮時氣吐得長一些，肌肉放鬆時氣吸得深一些。當樹幹穩定地與根連結時，我們就能穩固卻柔軟地動作。

❺想像自己的手臂是樹枝。若能感覺身體的根與樹幹相連，便可以試著延伸到手臂，並讓手臂往四面八方延伸。就像樹枝會對風與氣流有所反應，從腋下、手

肘、前臂、手腕、手掌到指尖，試著輕柔且細膩地動作。過程中要與呼吸連結，讓動作更柔軟、更自由。感受身體的根、樹幹、樹枝連結並合而為一的整體性。

❻接著讓我們自由聯想樹木。讓自己的身體成為樹木，跳一支樹木之舞。首先跟隨來自根的衝動，接著再跟隨來自樹幹的衝動，最後跟隨來自樹枝的衝動。讓身體這棵樹依照自己的理想，允許我們為化為樹木的身體，跳支樹木之舞。無論是哪一種節奏，我們都可以試著尋找與探索最能滿足這棵樹木的節奏。

❼感覺跟著節奏做的動作夠了，就停下動作。進入完全靜止的狀態，在寧靜中感覺身體的共鳴。

試著將化為樹木動作時體會到的感覺，用色彩、線條、形態等視覺圖像呈現，接著以「我的樹木說」為開頭，寫下一篇自由聯想的文章。觀看那幅圖畫、閱讀那篇文章，反思身體智慧要傳達的訊息。

06

記憶的身體

無法說出心裡的話，
身體便會代為受苦

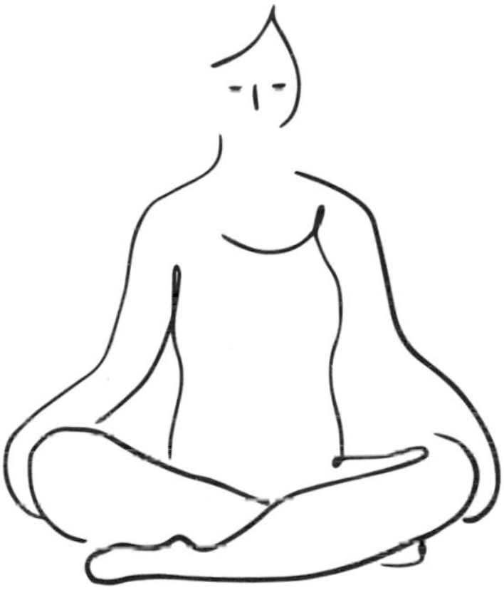

我們必須成為自己身體的探索者。
身體何時感到愉快、何時感到不適，
以及如何能得到安慰，
都需要我們用心觀察。

心靈的痛會成為身體的痛

從小只要隱忍不適的情緒，總是會讓我胃痛。我幾乎不曾將內心不舒服的情緒說出來，因為我不知該如何表達自身的情緒。我的父母也是如此，他們很少說自己的情緒，不論是生氣、失望、害怕或是悲傷，但當他們覺得不舒服時，就會發脾氣。

當我情緒激動、壓力大時，我總是默默不語。從小我便經常目睹父親對母親顯現不耐煩的態度，或是母親單方面對孩子發洩情緒。這些經驗讓我學習到，表露自己的情緒是危險的，有時候甚至可能導致悲劇。但當我身體不適時，情況就不同了。生病時，我能獲得母親關切的眼神和撫觸。那樣的眼神與撫摸通常溫暖且溫柔，有時甚至是甜蜜的。從那時開始，我便領悟到因身體不適而獲得心理滿足的好處。我的神經系統、器官與皮膚，也因此學會如何用身體來表達不舒服的情緒。

我善於吞下負面情緒，並且孤軍奮鬥地努力消化那些無法對外說出口的情緒。也許是因為這樣，我長期以來一直患有胃病，胃病通常是因為無法有效消化情緒所致。

我也遇過許多情況類似的諮商個案。這些人通常不會直接說他們因為承受他人的不快與不適，而感到不安、憤怒或悲傷，而是抱怨身體不舒服。

「我覺得後面的脖子緊緊的。」
「我喉嚨好像被掐住一樣。」
「我胸口很悶。」
「我有種像被針刺的感覺。」
「我覺得肚子不舒服。」
「我頭暈。」
「我有點呼吸困難。」

這種無法用言語準確表達感受的情況，稱為「述情障礙」（Alexithymia，又名「情感表達困難」），這是一種將情緒的語言轉化為行為的症狀，會將不安、憤怒或悲傷等不適的情緒，以肌肉痠痛、不規律的腸道蠕動或不明原因的各種身體症狀呈現出來。

我也是一個透過身體表達內心痛苦的病人。每次我去就診時，我的身體不適通常會被醫生歸類為心因性症狀。心因性是指因心理問題造成的生理症狀，其特性在於無法只靠處方藥物獲得根本性的解決，這也是為什麼許多人會為了找出令他們痛苦的原因而向心理諮商師求助。在心理學中，將這種以身體症狀表現心理問題的現象稱為**身體化（somatization）**。我們如果無法表達真實的心聲，就會透過身體化的方式，也就是會改以病症來表現。這意味著當內心無法喊痛時，身體便會代為承受痛楚。

為了活下去，身體選擇「離家出走」

「嗯，我不知道。我什麼都感覺不到。」

這是一名四十多歲的男子在諮商時常說的話。他覺得自己雖然活著，卻沒有真實體驗到生活的感覺。不過在需要使用到專業知識能力的領域，他向來都能大展長才。他畢業於一所不錯的大學，有一份還不錯的工作。在職場上能做好被交付的任務，也能維持表面和諧的人際關係，唯有一點令他看似順遂的人生受阻，那就是他十分不擅長與他人建立親密關係。與他人深交這件事，對他來說比登天還難。

一旦他和別人在情感上變得親密，緊張與不安的感覺便會如影隨形。若對方是異性，那份焦慮和緊張更會加倍。這名男子特別不擅長處理負面情緒，並且會因對方的特定行為產生過敏反應。每當他感受到來自人際關係的異常訊號時，他的皮膚會先有所反應。這時他薄薄的皮膚會開始泛紅、發疹，向他發送出不適的訊號。若他刻意忽視這些身體信號，那麼他就會因腸躁症而拉肚子。那些蓄積在他心中無法消化的不適情緒，總是透過身體表現出來。

一直以來，男子都過著抑制感性、完全依靠理性的生活。因此，他自身的感覺與情緒，對他來說是充滿恐懼的未知領域。但他越依賴理性，而忽視內在的本能和情緒，內心所想和外在的表現就越不協調。男子生命中的感性與理性，彷彿處在永遠無法相會的兩端。為什麼碰觸自身的情緒會讓他感到如此困難？

若在現實中遭遇如瀕臨死亡般痛苦的事件，人們會為了生存而下意識地切斷感受。即使身體無法逃離痛苦，至少在心理上也要逃避。這種精神離體的現象稱為**解離**（**disassociation**），指的是因精神受到打擊，導致身心嚴重分離的現象。一旦身心分離習慣性地經常發生，人會失去對自我的感覺，對存在於現實中的自己感到陌生與異常，這種症狀稱為「**失自我感**」（**depersonalization**）。

男子的身體會「離家出走」，正是因為「痛苦」。對男子來說，切斷感性是逃離痛苦感受的生存機制。讓他想切斷感性以逃避痛苦的原因，在於過去的痛苦始終沒能排解，並且持續留到現在。人內心的創傷是想透過情緒應對困難，卻未能成功克服難關所留下的痕跡。這些創傷可能來自於重大打擊造成的情緒凍結；也可能是在被情緒壓垮的狀態下，還沒有機會針對面臨的困難做任何處置，整起事件便已經了結所致。這些創傷會以碎片形式留存（所以與創傷有關的記憶總是片段的），由於無法用感覺、情緒、記憶接納這些創傷的碎片，只能透過身體儲存，並使其身體化。

若無法察覺自己對外在事物的感受，人會無法相信自己的感覺，更無法完全理解自己，相同的問題會一再於現實生活中上演。就好像人吞忍情緒導致腸胃不適，卻只是一再服用腸胃藥，並未解決真正造成腸胃不適的情緒問題一樣。切割感性或許能短暫逃避痛苦，但從結果來看，人也必須付出失去身體感覺與生命力等殘酷的代價。這名男子為了逃離痛苦的感受，甚至失去好好體會人生的能力，就好像一個人為了逃避心靈的地獄，甘願選擇讓自己永遠無法進入天堂。

那為什麼人不透過言語說出內心的創傷，就會讓身體代為受苦呢？

身體發出的訊號，是症狀在呼喚身體

男子說他想走路，因為如果靜靜坐著，會讓他太過專注於自己面臨的問題與想法。男子走了起來，拖著他被猶如綑綁的雙腳移動，逐漸放鬆了脊椎緊繃的關節與僵硬的肌肉，走路也使他的腸胃開始蠕動。男子繼續走著，發現緊張感隨血液循環稍稍減緩，潛意識中的想法也逐漸冒出頭來。

男子繼續走著。他大口呼吸，聲帶的肌肉跟著放鬆，話變得越來越多。他從自我批判中釋放，話匣子大開。他說故事的節奏就像呼吸與步伐一樣，變得自由而不受拘束。在開始說自己的故事後，男子的情緒便跟著運轉起來。闡述過程中偶爾出現妨礙情緒的想法，他會搖搖頭，拍拍沉悶的胸口，並大大吐出一口氣。最後他鼻頭一酸，雙眼泛紅地脫口說出「我覺得心好痛」。藉著走路放鬆束縛並說出內心話，讓他終於開始感受到過去被忽視和被阻斷的情緒。

在心理諮商的過程中，當個案開始痛哭、生氣或表現出寂寞與孤單等感受之後，身體化的症狀便會稍稍減緩。因為當他們能用言語表達身體所負載的情緒，就表示身體症狀已經完成自己的使命。這些症狀的使命，就是讓被阻隔的身體回歸意識，讓意識能與情緒接觸。運動身體並讓自己能用言語說出情緒後，身體意象（body image）也會跟著改變。個案的雙腳會開始能踩在地板上，他們能夠穩定地站立並挺直身體，眼神與臉色也會不同。看著個案恢復的過程，就能知道人的身心不僅相互連結，更會彼此影響。

這樣的改變同樣也發生在我的生活中。隨著傾訴情緒的出口漸漸打開，深埋的情緒也開始逐漸得到消化。在我找回了覺察與感知的能力，並學會表達情感後，那些長期困擾我的腸胃問題便迎刃而解。那偽裝成腸胃問題的情緒消化障礙，靠著接觸與消化情緒，因而得以恢復。

無論如何忽視身體，當身體出現疼痛時，我們還是會有感覺。精神分析家唐諾・溫尼考特（Donald Winnicott）曾將頭痛這種症狀形容成是「位在腦袋裡的心」，無法在身體感受到頭痛。頭痛可以視為一種警訊，提醒我們必須讓心回歸身體。從這個觀點來看，頭痛是一種召喚，也是一種值得感激的訊號，因為它提醒我們讓意識重新回到被忽略的身體裡。

情緒需要言語宣洩，若無法將內心的情緒以言語表達出來，情緒便會藉由身體行為呈現，這會使我們在下意識吞忍不適的情緒後，情緒不受控制地爆發，或做出一些難以理解的行為，如過度消費等。若能用言語說出內心話，我們就能覺察並好好控制情緒。

若想說出情緒，便需要有人聆聽你傾訴情緒的言語。尤其想用言語表達強烈或極度令人不適的情緒，更需要一個值得信任，不會批評你且能讓你感到安全的傾訴對象。講出那些令人不適的情緒，本身就是一種消化情緒的過程。說話的過程能讓人與那份情緒產生客觀的距離，並開始覺察情緒帶來的有用訊息。從這個觀點來看，只要能將創傷說出口，那創傷就不再會是傷痛。

我們不是創傷的受害者，而是倖存者

「我很努力不去看自己留下的痕跡，我一直都在逃避那些痕跡，但我存活的印記仍然留在身體上。即便如此，我還是只把除了那些痕跡以外的我當成是『我』。」

諮商室裡，一名男子小心翼翼地說著內心的感受。他在訴說的同時，不斷扭動著身體。男子遭遇了與自己內心創傷緊緊相連的情緒，逃避許久之後，他才終於接受那些創傷也是自己的一部分。他在活動身體的過程中，發現了過去因為痛苦而刻意忽視並隔絕的內心創傷，並開始接受那些傷痛的存在。

過去的心靈創傷至今仍讓人感到痛苦，是因為人們從未正視它們。心靈的創傷烙印在身體上，不斷痛訴需要我們的看顧。若想知道自己未來該何去何從，就必須知道自己從何而來、身處何方。不回顧檢視自己留下的痕跡，自然無法理解與痕跡相連的異常行為，更會被困在過去的痛苦之中，找不到未來的希望或可能性。但只要接受這些痛苦的碎片，人便能開始看見自己身在何方、該往何處前進，甚至看見更遙遠的未來會在何方。

回顧過往，我們可以發現生命所留下的痕跡並不只有創傷，更有讓人活下去的力量。如同我過去也曾經歷許多痛苦，並靠自己的力量存活下來一樣，每個歷經試煉的人，都一定擁有活下去的力量。在這個意義上，**我們都不是創傷的受害者，而是倖存者**。

正視創傷的目的是為了成長，其首要之務是要我們傾聽與照顧受傷的心，達成順暢的身心交流，因為當身體自精神分離，症狀便會身體化。但如果只靠意識的努力，我們無論如何都無法停止身體化症狀，為了使身心恢復平衡、症狀消失，我們還需要身體的幫助。因此我們必須用心傾聽身體欲傳達的訊息，才能讓這些症狀不單只是消耗身體的能量，更能成為幫助我們在現實中存活的力量。

健康（health）這個字源自於**完整（wholeness）**，而所謂的完整，指的是身心一體的和諧狀態。人類自身體誕生後便發展出精神意識，當身體健康時，精神意識能夠定錨於身體。但人生在世不可避免的痛苦，會在身體上留下創傷的烙印，這些創傷的碎片會被我們的意識否定並排斥。這樣的排斥會使身心和諧遭到破壞，痛苦便帶著恢復身心和諧的使命復甦。所以在生命中遭遇過痛苦的我們，為了恢復身心和諧，必須覺察身體感覺與情緒之間的關係，並感受**心就住在「身體」的這個家（home）當中**。

若想知道自己的內心狀態，就必須感覺、檢視自己的身體。我們可以從感覺自己的腳是否安然踩在地上、脊椎是否正確挺直、呼吸是否順暢開始。我們需要努力與自己的身體更親密接觸，我們必須成為自我身體的探索者，我們必須好好觀察身體，看看身體何時感到不適，又如何才能獲得安慰。

當我們能夠與身體不疏離，好好接納身體的一切，才能成為身體的主人，並為自己的生命負起全責。

◆正身練習◆

讓身體獲得權威

為了成為生命的主宰，
必須將我內在的熾熱火焰，
轉化為生命的能源。

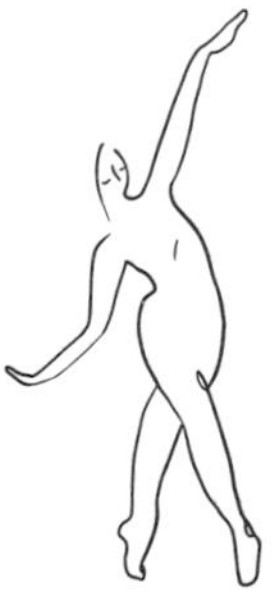

受傷的人是受害者，能承受傷害後存活下來的是倖存者。但即便從創傷中生還，卻仍受困於在過往創傷中遭受傷害的事實，這也代表我們處在自身力量、權限、權威均被加害者剝奪的狀態。這種狀態會令人感到無力，每一位受害者也被迫習慣這種「習得性無助」。

為了不再只是創傷的受害者，而是成為生命的主體，我們必須找回被剝奪的權力，並使自身的權威真正屬於自己。若無法靠理性意識碰觸自身權威，我們可以試著改用身體與其接觸。用身體體驗自身權威，並用心認知到自身所擁有的權威，能使我們獲得領悟並整合身心。若能好好感受並控制自身的力量，原本用於平衡內在緊張與防禦的能量，便能轉換成在現實中活出自我的力量。

我們該如何體察自身的權威？首先，可以透過肢體動作感覺身體的權威。我們可以抬頭挺胸，伸展雙臂，這樣的動作能讓我們感覺自己並不渺小。接著再奮力大喊，親耳聽見自己所發出的聲音，我們便無法再否認自己的存在。

當我們缺乏自信時，身體會委靡不振；但當我們充滿信心，力量便會自腳底湧現。所以讓我們擺出自信滿滿的姿態，讓表情與眼神都充滿活力。當我們的身體開始活動，情緒能量也會跟著動起來，將肌肉的力量用於恢復被剝奪的權威，並藉著體察這種感覺，接觸到自己的存在。我想介紹兩種舞蹈，幫助各位透過活動體驗自身的力量。

第一，以力量之舞嘗試伸展、扭轉、丟拋、推移自身的肌肉，感受並認知肌肉的力量。隨著肌肉的延展，能感覺到肌肉的堅實或柔軟是真正屬於自己的一部分。隨著關節的轉動，能感覺擴張且有彈力的關節是真正屬於自己。重複丟拋的動作，能夠確認使出力量的主體就是我們。重複推移的動作，便能感覺在生命中遭遇類似高牆的阻礙時，我們擁有將其推開的力量。想像並表現自內在湧現的權威形象，就是我們對自身權威的體驗認知。

第二，火焰之舞。是透過火這項隱喻，感受喚醒自身熱情、欲望、興奮的生命力。火可以是創造生命的愛之源，也可以是破壞與死亡的能量。你心中是否有火？若有火，那是怎樣的一種火？那火焰是否生生不息，還是已燃燒殆盡？你想如何使用內心之火？這些都將會是與存在息息相關的重要提問。

1. 力量之舞：身體的權威

❶準備能帶給自己能量的音樂、繪畫與寫作工具，讓自己身處在安全且能自由動作的私人空間內。若想更專注在內在的感受上，也可以閉上雙眼。

❷赤腳踩在地板上。以腳掌施力踩踏地面，感覺自己猶如朝地底生根。

❸播放音樂開始伸展。從身體最想伸展的部位開始，依照來自身體內在的伸展渴望活動肌肉，並配合身體的需求，改變伸展的方向、強度與速度。找出平時很少使用的肌肉，提醒自己它們的存在並將其好好伸展。

伸展時要配合呼吸，深刻感受肌肉伸展的感覺。肌肉動作期間提醒自己：「這是我的肌肉、我的肌肉可以這樣伸展、我的肌肉強韌且柔軟。」感覺全身充分伸展後便可停止動作，在靜止的狀態下，仔細體察肌肉伸展開來的感覺。

❹接著讓我們開始轉動關節。從身體最想轉動的關節開始，頸部、肩膀、手臂、腰、骨盆、腿等，依照來自身體內在的渴望轉動。

配合身體的需求，改變轉動的方向和強度。動動全身所有關節，平時較少活動的關節也別漏掉。

還要注意呼吸，每一次吐氣都要深刻體察肌肉扭轉的感覺。轉動關節的同時提醒自己：「這是我的關節、我的關節能夠朝不同的方向轉動、我的關節強韌且柔軟。」感覺全身充分扭轉後便可停止動作，在靜止的狀態下仔細體察肌肉、關節與呼吸的狀態。

❺接著讓我們開始丟拋。每次移動身體的一個部位，想像從自己手中丟出某樣東西，如丟拋手臂、丟拋肩膀、丟拋頭、丟拋骨盆、丟拋腿、丟拋腳掌、丟拋背等，逐步將身體所有部位去拋出去。丟拋的動作要搭配吐氣，想像自己想丟出去的東西，並試著專注在那樣東西上。在重複丟拋動作時告訴自己：「我擁有丟拋的力量、我擁有丟拋的自由。」充分體驗過丟拋後即可停止動作，在靜止的狀態下體察現在身體的感覺和情緒的狀態。

❻接著讓我們開始推移。利用地板或牆面，用力推移身體的一個部位。你可以用腳掌推地板、用背推牆、用手腳推地板、用雙手推地板，或用雙腳推牆面等，同時要控制推的強度。推移的動作要搭配吐氣。將你正在推的牆面或地板，想像成是你想推開的對

象，並試著專注在那個對象上。重複推的動作並告訴自己：「我有保護自己的力量，我有能力可以推開阻擋我的牆壁等障礙物。」充分體驗過推移後即可停止動作，在靜止的狀態下體察現在身體的感覺與情緒的狀態。

❼最後，想像從「力量」這個詞聯想到的形象。想像自己認為最具權威的東西，那可以是大自然、動物或人，然後用身體表達你所聯想到的形象，例如該形象是什麼樣的姿勢、如何呼吸。如果會動作，那又是如何動作等，試著用身體感受、感覺並持續探索。如果形象有聲音，你可以試著發出聲音，允許自己完全成為那股權威的力量。

用自己的身體充分體驗過權威後即可停下，在靜止的狀態下，體察身體當下的感覺與情緒的狀態，最後再將身體感覺到的權威形象畫成圖。不要先打草稿或預想畫面，讓手自由移動，以色彩、線條與各種圖形呈現出來。

畫完圖後也可以嘗試以自由聯想的方式書寫。以「我的權威說」為文章開頭，從頭到尾不間斷地寫滿一整頁。

❽看著自己的圖。你可以把圖拿遠一點，也可以從不同的位置觀看這幅圖畫。試著閱讀自己寫的文章。看著權威的形象與文字，問問自己這權威是否就是自己、那是什麼樣的自己、在心理上帶給自己怎樣的意義。問問自己，內在的想法要如何於外在現實發揮作用。

2. 火焰之舞：體內的火

❶準備能讓自己聯想到火（熱情或愛）的音樂、畫作和書寫工具，確保自己擁有安全且可自由動作的空間。若想更專注在自己內在的感受上，也可以閉上雙眼。

❷赤腳踩在地板上。以腳掌施力踩踏地面，感覺自己猶如朝地底生根。

❸播放準備好的音樂，並想像火的形象，等待火的形象在體內浮現。那可以是

小小的燭火、熊熊燃燒的篝火、遠方的燈塔、隱約的燈光、熾熱的熔爐、爆發的火山、閃爍的訊號或聖誕燈飾等各種不同形式的火光。

❹用身體表現從內在浮現的火的形象。想像自己的身體就是火，問問身體想如何活動，並允許身體那樣活動。跟隨內在的衝動，讓自己順應形象表現生命的樣貌。你可以往其中注入氣息，也可以從中吸取氣息。如果形象有聲音，也可以試著發出聲音，如果形象有節奏，也可試著找尋自身之火的節奏，那樣的節奏便能成為火之舞。總之，感受自己化身為火，用全身感受火跳出的這支舞。

❺充分體驗過內在的火焰後即可停下，在靜止的狀態下體察身體的感覺與情緒的狀態。接著用圖畫把身體感覺到的形象畫下來，畫完之後再寫一篇自由聯想的文章。以「我的火說」為開頭，不間斷地將自己聯想到的內容寫滿一張紙。

❻看著畫好的畫。你可以跟畫保持一段距離，也可以從不同的角度觀賞，並閱讀自己寫的文章。看著火的形象與文字，問問自己：「我內在是否有火？若有火，那是怎樣的火？那把火是否生生不息？我要如何在生命中運用這把火？」

07

遺失的身體

恢復內在的節奏

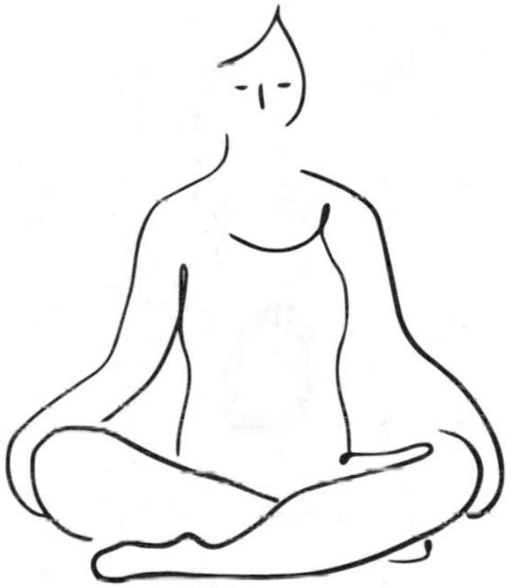

所有活著的存在，

都有屬於自己的節奏、屬於自己的舞蹈。

舞蹈是一種救贖

那天，鄉下的外婆家舉辦宴會。一個四歲的孩子午覺睡到一半醒來，聽見外頭傳來吵雜的音樂聲。剛睡醒的孩子像是被音樂魅惑一樣，隨著音樂的節奏來到院子。眼前的景象令孩子既驚訝又著迷，全村的男女老少、熟人陌生人全部齊聚一堂，在金黃色稻草編成的巨大草蓆上開心地跳著舞。孩子毫不猶豫地立刻衝入狂歡的人群中，不自覺地開始抖動肩膀、搖著屁股。原本身材枯瘦的孩子，身體彷彿氣球般微微膨脹了起來，身上好似長出翅膀般飄浮在空中。孩子不自覺地翩翩起舞，舞出屬於自己的節奏，並從那時起愛上跳舞。跳舞能夠喚醒委靡的感受，讓沉默的身體甦醒。對孩子來說，跳舞就是一種救贖。

這是我對舞蹈的第一個記憶。在學習心理治療的過程中，我開始漸漸了解那個記憶所代表的意義。與自身感覺切斷聯繫的孩子，在偶然的機緣下開始跳舞，並透過舞蹈感覺身體的存在，安全地釋放受困在體內的能量。孩子的身體配合音樂的節奏、配合大人的節奏，同時也找到自己的節奏。有如魔法一般，讓原本像植物人一樣癱瘓的感覺，重新找回活動的力量。對孩子來說，那是一種宛如死而復生的體驗。

平時安靜且不顯眼的孩子一旦開始跳舞，會瞬間成為眾人注目的焦點。對總是處於不安與憂鬱，生命節奏早已破碎不堪的孩子來說，舞蹈是能盡情表達自我情緒的強力手段。跳舞時，孩子能找回遺失的身體，重新成為身體的主宰，孩子能夠感覺喜悅，體驗到屬於自己的節奏。

舞是節奏。**所有活著的生命，都有屬於自己的節奏**。如同生命遵循自然的原理，遵循誕生、成長、消滅的週期，人類的生命也有節奏。生命週期的節奏，是從早上移動到晚上的太陽節奏、從新月到滿月的月亮節奏，以及四季更迭的節奏。

人類的身體也有節奏。身體的節奏以心跳、脈搏、呼吸、腦波、神經系統的波動等形式呈現。身體會自己創造節奏，脈搏會自發性跳動、調整體溫與血壓，神經系統會警醒與放鬆。我們的精神也像身體的節奏一樣，會跟隨自律的節奏跳著情緒之舞，會因外部刺激而在興奮與沉寂、愉快與不快、喜悅與厭煩、活動與停滯之間來去。所有活著的存在，都有屬於自己的節奏，都在跳著屬於自己的舞蹈。

健康也會在節奏中成長。人生初期，母親與孩子像是共用一個身體，專注且依賴彼此。母子一起吃東西、玩樂、休息、睡覺，創造日常的節奏。孩子重複哺乳、排便、睡覺、遊戲與休息的行為，建立起規律的生理節奏，這個節奏會完整烙印在孩子的神經系統中。藉由體驗父母反覆提供的節奏，孩子會用身體學習控制系統，並以身體的節奏呈現出來。

這種母親與孩子之間的互動，可以比喻為舞蹈。孩子會像在學習舞蹈的基本步法，在母性提供的環境中適度地吃、充分地消化、愉快地玩樂、深沉地入睡，學習生理調控的節奏。這時的舞是生命的表露，健康的生命能透過舞蹈表現屬於自己的節奏。

健康的身體會讓心臟的節奏、呼吸的節奏、警醒與舒緩的自律神經節奏規律循環，進而創造出屬於自己的節奏。但經歷極大的壓力與精神上的創傷之後，這種規律的節奏便會受到動搖，遭到破壞。

失去節奏的身體

我想起很久以前發生的事，那是我生命節奏破碎的一天。

我突然接到嬸嬸打來的電話，才接起電話，就聽見她低聲告訴我：「不要嚇到，聽我說。」下一句話便讓我的心感覺被狠狠打了一拳。嬸嬸說：「妳爸爸過世了。」當下我雙腿發軟、雙手顫抖，接著眼前一黑，失去意識。

告別式後過了幾天，我站在耀眼的晨光下，卻覺得自己徹底失去了內在節奏。我完全感覺不到現在幾點、今天是星期幾、外面的天氣是冷是熱、現在我人在哪裡，甚至不知道該做些什麼才好，我在自我感知系統徹底癱瘓的狀態下度過了一段時間。當時我食不知味，硬逼自己吃下的食物也無法好好消化，白天總有一種似夢非夢的超現實感，但晚上卻完全無法入睡。告別式之後，我體內飲食、消化、排便、睡眠、警覺與放鬆的節奏徹底毀壞，我就像一塊將要融化的糖，命懸一線地苦撐著度過沒有節奏的日常。

這種極度的壓力與打擊，不僅破壞我身體的節奏，更打亂我情緒的節奏，使我過度警覺、感覺麻痺、緊張或無感。我的生理節奏也亂了套，我會突然心跳加速、呼吸困難，也可能會消化不良，或進入睡不著、無法放鬆的狀態。

我們可以透過在不安與憂鬱之間交錯的情緒，意識到自己的節奏被破壞。節奏被破壞意味著我們無法預測與控制自身的狀態。在這樣不穩定的狀態下，自然對每件事都提不起興趣，也無法建立穩定的親密關係，更難以休息入睡。許多因心理問題前來諮商的個案，都有這種節奏被破壞的痛苦。

「我一直以來都活得像匹賽馬……為了上更好的學校、賺更多錢、買更大的房子、買更貴的名牌而拚命工作沒有休息。但到底為什麼要讓自己累成這樣，我也真的不懂……我只是為了不讓父母失望而拚命，為了不被上司盯上而拚命，為了配合老公跟孩子的要求而拚命。當外界鞭策我，我就會自動跑起來，這似乎已變成我的習慣了。」

這名四十多歲的女性，每每來到諮商室時總是全身緊繃，眼神中也透露著不安。她很容易累，偶爾還會覺得空虛。女子從不曾關照自己的身體或情緒，由於鞭策自己前進的按鈕總是握在外人手上，她一直配合外界的要求，導致她無法掌握自己的節奏。

若想活在現實中，我們在控制自我的同時，也必須適應家人、學校、職場等來自外界的要求。問題是為了順應外界的節奏，我們會乾脆無視或切斷內在的節奏，忽略自己真正的需求。這使我們被自己疏遠、被自己拋棄。一旦人開始放棄屬於自己的時間、需求與情緒，內在的節奏便會被打壞，更進一步還會使人生病。

例如你即使肚子不餓，但到了吃飯時間還是會強迫自己進食，或是為了趕上工作進度而攝取咖啡因或提神藥物，硬是壓下睡意，強迫身體醒著。也可能會為了迎合他人的心情，表現得好像自己沒有任何情緒。這樣強逼自己配合外界的節奏，最後就會收到自身的「警告」：失眠、消化不良、憂鬱、不安、恐慌等各種問題紛紛出現。這些症狀都肩負著使命，它們是一種訊號，提醒你拯救自身被破壞的節奏、恢復與自己的關係。在這樣的情況下，我們的首要之務便是拯救自己的身體。

恢復與平靜就在節奏中

「我覺得現在才找回我內在的時鐘。」

這名曾經過得像匹賽馬的女子透露，接受諮商之後，她開始能感覺到自己的呼吸，這讓她覺得自己發現了寶藏。當她的生命遭遇危機，前來尋求心理諮商的協助時，她的生命節奏已經徹底被破壞。當時她跟先生正在打離婚官司，青春期的女兒因自殘問題正在接受治療，還跟同事發生衝突，導致職場人際關係陷入冰點。四十五歲之後，她全身上下無一處不感到疼痛，內心沒有一刻不覺得難過。人生的每個面向都脫離常軌，這令她感到十分無力。

「我真的很努力，但我人生的每一刻似乎都在配合別人。以妻子的身分、以母親的身分、以員工的身分，為了完成被賦予的角色與工作，我從不曾休息，拚了命地生活，才發現我絲毫沒有留任何時間給自己。」

幸好開始探索自己的身體之後，她終於發現內在破碎的節奏，現在也透過行為治療，讓意識能回歸自己的身體。透過自己主導的流動，女子找回了「內在的時鐘」。

恢復始於找回自己的節奏。如果無法察覺自身的節奏，自然只能被迫依賴外界的節奏。所以是否能與自己內在的節奏連結，是精神健康的重要指標，舞蹈治療（Dance / Movement Therapy）的先驅布蘭琪．艾文稱其為「內在時鐘（Inner Clock）」。當身心都跟隨內在時鐘運動時，我們就能活出健康的人生。如果遺失了內在時鐘，只是一味配合外在時鐘，便會導致精神疾病，這時便需要重新與內在時鐘連結。內在時鐘就是認知自己的時間，例如自己能察覺何時該吃、何時該停、該消化多少、休息多久、何時該入睡、何時該醒來的自我感知系統。

這名女子在諮商後開始探索自己的身體，並找回了內在節奏，她說未來要盡量避免自己被外界影響。她所找到的「內在時鐘」就是身體的節奏，她學會控制身體節奏之後，終於找回了平靜。

心理上的平靜就在節奏中。若想知道自己現在是什麼狀態，必須學會感覺自己處在「當下」的身體。語言是我們與他人交流而發展的能力，身體感知則是我們用於和自己連結的能力。為了察覺並學習滿足自己當下的需求與情緒，我們必須體察身體的感覺，也就是感受內在的節奏。

一旦意識到內在節奏被破壞，我們便能將感受到的痛苦當成改變的機會，恢復自我的節奏。**健康就藏在調整至最佳節奏的力量中**。回頭想想那些身體的病痛多麼令人難受，並仔細思考究竟是什麼令自己如此痛苦之後，我們才能真正看見自己。心理治療就是從根本恢復自身被破壞的節奏，尋回遺失的調節系統的過程。（在行為治療中，會透過身體重新學習遺失的調節系統。）

找回身體節奏這樣做

一旦脫離身體的本能，我們便無法獲得幸福，因為理性始終無法戰勝本能。例如長期奉行禁慾主義的人達到極限時，便可能一夕翻轉成為追求快樂的享樂主義者。也因此當你想驅使身體去做特定的某些事，但身體卻不聽使喚時，那麼順應身體的本能將會是最好的解決方案。

追求快樂與迴避不快樂，是驅動身體本能的兩大要素，這是人類求生存與繁殖的反射行為。人之所以會感到不快樂，或許正是因為我們太過遠離本能。但光是迴避痛苦也仍無法獲得幸福，要想真正感受幸福，我們必須將注意力從遠離不快樂轉往追求快樂，懂得打開快感的開關。那麼要如何打開呢？例如尋找一個能讓自己放鬆，讓心跳與呼吸放緩的空間，或是跟能讓自己心情愉快的人碰面等，只要我們能為自身帶來喜悅，便能找到屬於自己的最佳節奏。

尋找最佳節奏，始自創造全新的日常節奏。首先，我們可以試著在日常生活中創造屬於自己的儀式，這能使一天的節奏更加順暢。儀式象徵有意識地規律執行某件事、反覆進行具有某種形式的行為等。對年幼時的我來說，跳舞便是找回破損節奏的身體儀式。

所謂的舞蹈，就是一種重複且循環的節奏運動，跳舞是參與受到控制的節奏活動。跳舞時，身體的神經系統會自然活絡並進入穩定的循環。當神經系統藉由跳舞恢復節奏感知後，身體的感覺便能獲得整合並運作得更加健全。當意識能與身體感覺達到調和的狀態，人心就會更加安定。

儀式中最重要的一點是身體記憶。只要儀式一再重複直到被身體記住，身體便會自動發生改變。**想持續做一件事情，就必須能從中獲得喜悅**。當我們能明瞭並享受那些讓自己興奮、平靜或感到慰藉的事情，屬於自己的節奏便能重獲新生。能為自身帶來喜悅的日常儀式，便可以延續成為新生命的節奏。

新的一天展開時，我的身體處於什麼樣的節奏？鬧鐘響起的瞬間，我是否從床上彈起，硬是拖著疲憊的身體離開家？若你過著這樣的生活，那可以嘗試從節奏破碎的早晨開始改變。為了讓身體能在每天早上睜眼的那一刻，以更舒適的姿態迎接嶄新的一天，讓我們試著創造新的早晨儀式。這個儀式只要三分鐘即可。你可以在每天起床時伸一個大大的懶腰，藉此喚醒自己的身體。只要這樣一個小小的動作，便能改變混亂的早晨，並使接下來一整天的節奏煥然一新。

在每一天結束時，我的身體處於什麼樣的節奏呢？在一天的最後，我們可以找到屬於自己的睡前儀式。透過睡前儀式放緩意識流動，讓身體能舒適地休息。我們可以做瑜伽、伸展、放空聽音樂或擦點芳香精油，藉由執行一些舒緩身心的儀式，讓自己獲得安慰與放鬆。當我們以完整的休息結束一天，隔天便會是全新的開始。

節奏的開始與結束都十分重要，它們是一體兩面且相輔相成的存在。讓正確的節奏循環，幫助身體熟悉新的節奏，生命很快便會發生改變。

◆正身練習◆

創造呼吸的儀式

呼吸是連接身心的一扇門。
在心理遭遇危機時，
呼吸能夠開啓逃生出口。

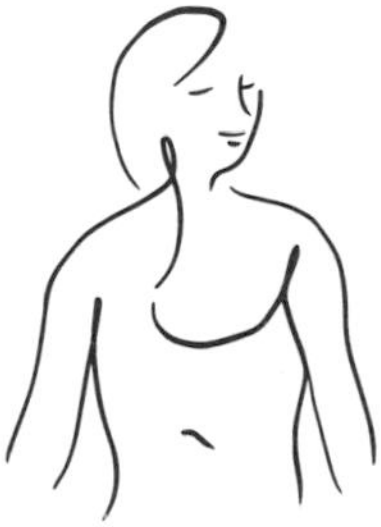

據說人一生的呼吸總量是固定的。呼吸是生命之始，自出生的那一刻起，人類便會開始自主呼吸，呼吸停止的那一刻便迎接死亡。若人人都有固定的呼吸總量，那呼吸就是人的一生、人的宿命。如同無法選擇要不要出生，人也無法選擇一生呼吸的總量，但我們還是能夠選擇如何使用這些被規定好的呼吸。

你想與自己的呼吸建立什麼樣的關係呢？呼吸是一種下意識的反應，同時也是有意識的反應。對外界刺激最即時、最自動的呼吸是下意識的反應，有意識的深呼吸則能創造刺激與反應之間的空間。在外界刺激與內在反應之間，變化油然而生。若想覺察自己的呼吸，我們必須覺察下意識的反應，也就是必須將呼吸變成有意識的行為。

呼吸具備節奏的流動性。只要深入觀察，便能發現吐氣時身體會產生開與關、填滿與清空、崩垮與恢復等動作。呼吸會在收縮與放鬆、開放與關閉、清空與填滿等相反的動作之間往來。當身心感到自在時，呼吸會保持和諧與均衡，產生有節奏感的流動，這是內心平靜的重要訊號。

壓力與緊張是破壞節奏的主要原因，壓力首先會破壞呼吸的節奏，不必要的緊張則會妨礙自然的呼吸流動。這時有意識的深呼吸，能夠有效控制我們在填滿與清空、崩塌與重建之間來回。

儀式來自於安撫緊張與不安的本能生存機制，例如有些人因環境清潔問題而感到不安時，便會不自覺地強迫自己去洗手，這時洗手便可以說是一種安撫緊張的儀式。頻尿、眨眼、抖腳、嘆氣等行為，其本質也都是為了安撫緊張。身心學（Somatics）教育家F・M・亞歷山大曾說：「當錯誤停滯不前，就會使正確逐漸遭到排斥。」所以若想改變自己的習慣，首先必須停止錯誤的習慣，而停止錯誤的習慣便是始自呼吸。

呼吸儀式能將用於自我防衛的非必要緊張感，轉換為具創意性的緊張感。以下要介紹的「三次深呼吸」儀式，使用了亞歷山大技巧（擺脫自己沒有意識到的刻板印象或行為習慣，恢復身心平衡的技巧）中提到的「低語呢喃（whisper Ah）」呼吸法。只要花三分鐘的時間進行三次深呼吸法，呼吸的節奏就能變得更穩定。

低語呼吸法：三次呼吸法

❶如果是坐在椅子上，先確認兩側坐骨（臀部的骨頭）與椅面是否平均接觸。如果是站著，則要確認雙腳都穩穩地與地面接觸。

❷用鼻子吸氣後，一邊吐氣一邊有意識地像在低聲說話一樣，發出「噓」的聲音。讓下顎關節自然打開，輕輕使用聲帶肌肉，像在哄孩子小便一樣發出「噓」

聲。透過呼氣將肺中的空氣完全排出，持續呼氣直到你感覺自己想要皺眉時，再用鼻子吸氣。下一次吐氣時，要允許「噓」聲能更長、更深。配合「噓」聲將注意力放在吐氣上，完成三次深呼吸。

❸如果在完成三次深呼吸後，想繼續呼吸的節奏，就用三分鐘的時間重複「噓」呼吸。這次用更緩慢的速度完成呼吸，隨著呼吸的節奏，專注感受吐氣時「噓」的時間與強度如何改變。

❹接下來用鼻子呼吸，用嘴巴吐氣時以低語的方式發出「哈」的聲音。讓下顎關節自然打開，輕輕使用聲帶肌肉，像要在玻璃窗上呼出一口白霧那樣發出「哈」聲。感覺聲帶的震動，傾聽自己的聲音。感覺肺中的空氣都排出之後，便重新用鼻子吸氣。下一次吐氣的時候，允許「哈」的聲音能更長、更深。配合「哈」聲，將注意力放在吐氣上，完成三次深呼吸。

❺如果在完成三次深呼吸後，想繼續延續呼吸節奏，就用三分鐘的時間重複「哈」呼吸。這次用更緩慢的速度完成呼吸，隨著呼吸的節奏，仔細感受吐氣時「哈」聲的長度與大小聲，以及身體的感受與共鳴如何移動。

❻在任何時間、任何地點，只要感到不舒服或不愉快，都可以使用三次低語呼吸或持續三分鐘的呼吸法。如果在呼吸時，發現自身的感覺或情緒真的產生變化，那你就可以將這個技巧視為有效的情緒調節工具。

08

退化的身體

匱乏會在身體留下痕跡

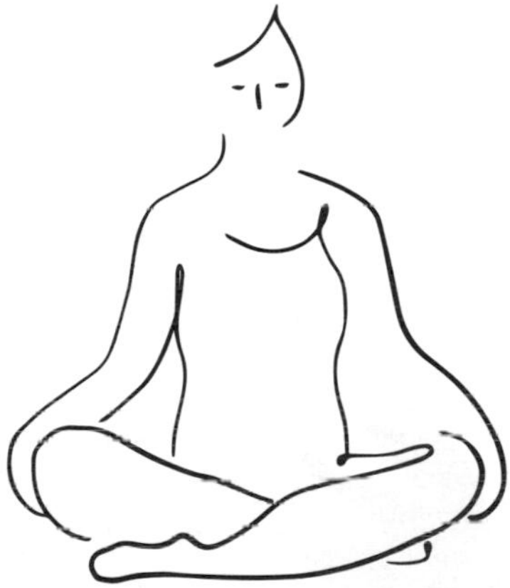

用耳朵傾聽內在的節奏，
便是自我安慰的起點。

自我傷害無法填補空虛

女子什麼都畫不出來，她絲毫想不起任何能令她感到安全的空間。既然無法想像，那自然畫不出任何東西。

諮商師提議要她畫出安全空間，這個建議卻令她感到慌亂。她猶豫許久才拿起白色的蠟筆，在白色的圖畫紙上畫出一個看不清楚的圓。若沒有親眼目睹女子繪畫的過程，肯定無法輕易發現她畫在紙上的圓。或許這個白色的圓象徵著她的存在，無法被任何人察覺。女子沒有任何心靈的安全基地，這個白色的圓象徵著在這世界上，沒有一個人能貼近她的心。

即便是面對心理諮商師，女子也相當害怕坦承自己的內心。她不了解自己的感覺、情緒與想法。說得更精準一些，是她無法信任自己的感覺、情緒與想法。她緊皺的眉頭、緊張的眼神、緊閉的雙唇與緊繃的頸部肌肉，都在代替她訴說著自身的恐懼。她究竟在害怕什麼？

女子害怕心裡那些無法理解的情緒。一說到情緒，她會立即聯想到如火山爆發的憤怒、如海嘯襲來的恐懼、被捲入黑洞的憂鬱、如坐針氈的不安等，都是相當強烈的感受。因為她認為唯有極為強烈的感受才算是情緒，太過平淡的一切會使她感到厭倦、無趣、孤單。平淡的滿足對她來說，是無比陌生的感受。

也因為追求強烈的情緒，使她對情緒的處理方式也相當極端。為排解難以忍受的憤怒或平靜日常帶來的倦怠感，她會用指甲剝自己的皮或割手腕。當內心感到空虛時，她會暴飲暴食，偶爾還會拚命喝酒或強迫性自慰來嘗試排解不安。在透過這些行為短暫獲得滿足之後，她又會因罪惡感與羞恥感而感到無地自容，但她無法停止這些行為。

女子透過傷害自己希望撫慰空虛的心，卻始終無法填補內心的匱乏，有時她甚至覺得越是這麼做，心靈的空缺越大。

「缺乏」的傷，身體會記住

人人都有因缺乏而留下的創傷，這種創傷會完整烙印在身體上。尤其幼年時期經歷的差別待遇或暴力經驗，若無法用言語表達，便會轉化為身體的創傷。即便是那些沒有留在意識中的傷，仍會被身體的潛意識記住。

說不出口的內心創傷會透過身體呈現，症狀有時是會起紅疹的皮膚問題，有時是食物難以消化的腸胃不適，有時則是無法忍受的頭痛。身體會牢牢記住心靈說不出口的傷，更會透過症狀提出強力控訴。這些缺乏的創傷以希望能獲得滿足為目的，並一再透過身體顯現。

這些無法言說的缺乏，會在不知不覺中藉由身體化提高自己的聲量。不斷重複並強迫性地透過身體展現，直到有人發現並釐清真正的問題。

安撫內在小孩

女子一開始像是要把孩子擁在懷裡一樣，還抱著左右搖晃。她從搖擺（rocking）節奏開始動作，讓節奏順著她的背脊擴散至全身。她彷彿正用嘴吸著什麼，那看起來就像孩子埋頭在母親懷裡吸奶。當她完全沉浸在懷抱與吸吮的節奏之後，沒過多久便突然開始抽泣。

諮商師靠近正在抽泣的她，並將手放在她的背上。兩人接觸的瞬間，抽泣變得更加劇烈。女子開始用雙手拍著自己的胸口，就像母親正在安撫哭泣的孩子。稍後，她的淚水與抽泣聲漸漸平息，當她停止哭泣並抬起頭時，她的表情有如終於吸飽奶水的嬰兒一般滿足。女子眼眶泛紅地說：「我好像第一次感覺到母親的懷抱……之前只是理解這個概念，但現在第一次感覺到精神上的滿足。」

這名二十多歲的女性，是為了治療拖延症而求助心理諮商。過去數年來，她接受並換過多位心理諮商師，也嘗試分析造成拖延症與學習障礙的原因，並學習相關的解決方法，但症狀卻不見改善。女子對自己很失望，也對人生感到絕望。她多次訴說自己年幼時期的缺乏，但光是訴說，仍無法填補她的空虛。

那天，女子親身體驗過被母親抱在懷裡搖擺的節奏，她形容自己的感受就像「躺在搖籃裡的孩子與望著孩子的母親」。她將這個想像畫成一幅畫，在觀看那幅畫的同時，她也終於正視自己的缺乏。「母親的懷抱」是她年幼時從不曾感受過的體驗。

母親與孩子的關係是心理治療的本質，也是重要的存在。在心理治療中，母親與孩子象徵的不是物理上的關係，而是心理上的關係。母親象徵的是提供照顧與養育的愛。許多個案在心理治療的過程中，都會藉著畫出子宮、搖籃、嬰兒保溫箱、在母親懷抱中的孩子，以表現內心的缺乏，而這名女子的缺乏正是母親的懷抱。在有了那次的體驗之後，她才終於能用自己的身體，感受到遺失的母親懷抱。

女子在諮商室裡建立起自己的安全基地。她用牆壁、抱枕、坐墊與圍巾建立屬於自己的要塞，並躲進身體襪（body socks）裡。在那裡，她能感覺自己的身體，讓身體隨著節奏左右搖擺，這是她有生以來第一次體驗這種搖擺的感覺。那是嬰兒吸吮母親的乳頭，母親安撫嬰兒時自然產生的母性的節奏。母子會透過此一節奏形成依戀關係，這段關係會烙印在孩子的身上，影響孩子未來的成長。由此可知，在人生初期，母親的懷抱是一種重要的肢體接觸。

使女子內心發生改變的，並非任何一種「話語」，不是輕率的建言或生疏的同理，而是他人輕撫自己背部的觸感，深深觸動了女子的心。她能從他人真心關注自己的「**視線**」，及切身體驗到的「**撫觸**」當中，感受到母親的懷抱，這正是她最深的渴望。如今的她已能夠安撫自己的內在小孩，給予自己母性的節奏。

過去她總是用暴飲暴食、強迫性的自慰，甚至是更為激烈的自殘排解情緒，從不曾正視自身的需求。但在感受母親的懷抱後，她終於感覺自己能平靜地與他人的情緒接觸。那一次的肢體接觸與溫度，深深觸動了她的心。過去她的暴飲暴食與自慰，都是依戀行為的另一種型態。

接受心理諮商之後她改變了，透過自己感受到母親的懷抱之後，她開始能以非爆發、非破壞的方式，與他人建立溫暖的連結。後來在日常生活中遭遇不快時，她也能以母性的節奏自我安慰。想要填補缺乏，就應該像這位女子一樣，用溫暖的母親懷抱接納並包容自己的缺乏。

為了成長所必需的退化

每個成人心中，都可能有個不知所措的孩子。這個孩子可能只懂得在遊樂場外徘徊，不知該如何加入朋友一起玩樂，可能容易因外界的噪音或刺激而緊張，可能會為了滿足他人的要求而重複某些無謂的行徑，可能想結交朋友卻擔心遭到拒絕，而以刻意的挑釁表達需求。

我建立了一個名叫「團體」的遊樂空間，並在這個空間裡遇見許多無法加入人群玩樂的內在小孩。在人們允許自己跟隨身體的感受、允許自己退化的團體治療場域中，這些內在小孩即使想玩也玩不起來。無法退化成小孩盡情玩樂的行為，代表什麼問題？

在心理治療中，可以自由退化、玩樂的行為代表信任。當孩子在母親懷抱中感受到心理上的安定時，換句話說就是面對值得信賴的人時，孩子便能充分感受自我並盡情玩樂。諮商時也一樣。當個案在諮商師提供的環境下感到安全時，個案便能天馬行空地自由聯想，並盡情訴說內心浮現的想法。

提供安全的環境是母性的重要功能，在安全環境下遊玩的孩子，將會習得生存所必須具備的社交能力。因為孩子可以在玩樂的同時，學會控制自己的情緒、了解情緒的關聯性。這裡所謂的遊玩，是能自由發掘包括攻擊性在內的所有原始能量，以及所有的情緒活動。所以能夠遊玩，就代表內在的原始能量仍相當具有生命力。

相反地，一個無法遊玩的孩子，其內心世界的樂趣容易遭到破壞，他們經常處於沒有活力的狀態。所以有人說，**遊玩（Play）的相反就是憂鬱（depression）**。無論原因是什麼，只要內在小孩遭到凍結或綑綁，人便會進入「無法遊玩」的狀態。這時能使內在小孩的情緒冰融、獲得釋放的活動就是遊戲。精神分析家溫尼考特曾說：「玩樂本身就是一種治療，能促進成長與健康。健康的標準不是認知的能力，而是遊玩的能力。」為了恢復情緒缺乏所導致的症狀，我們必須能盡情玩樂、必須能自由退化。允許自己玩樂與退化，就能逐漸治癒缺乏造成的傷痕。

透過遊戲以不損害自身與他人關係的方式，盡情發洩自己的攻擊性，便能讓自身的感受、情緒與想法徹底整合。所謂的治癒，便是從無法遊玩的狀態，轉變至可以遊玩的過程。要填補內在小孩的缺乏並讓他自由玩樂，首先必須退化至缺乏所產生的時間點。接著借助他人的力量撫慰自我，讓自己得以通過造成缺乏的時間點。

我們不能單純以觀念理解「遊戲」與「缺乏的滿足」，因為我們必須親身經歷，才能使其發揮效用。也就是帶著自己的情緒，讓自己全心全意地投入真正的遊戲之中，才能從缺乏中恢復。這樣我們才能安然地通過挫折與富足，進入人生的下個篇章。這是為了成長所必需的退化。

能夠玩樂，便代表成長

遇見母親的懷抱之後，女子開始能在諮商時展現更多不同的樣貌。她曾經是在嬰兒保溫箱裡獲得完善照護的新生兒、是想靠近母親卻擔心遭到拒絕而猶豫不前的孩子、是敢傾訴憤怒而勇於頂撞的孩子、是憤世嫉俗並勇於對抗世界的青少年、是發現自己且大膽為自己發聲的女人。她開始感受並嘗試訴說自己過去的樣貌。

她在諮商室中所說的話都不會被批評、不會被拒絕。有人能夠「凝視」她最未經修飾的模樣，讓她得以展現自己的內心，使她漸漸從憂鬱與無力的狀態中甦醒。在日常生活中，她開始能感受到自己的情緒，這是她不曾有過的體驗。

她把過去用於壓抑或保護自己的精力，轉而用在說出自己想說的話。令人驚訝的是，當她開始不再壓抑自己後，拖延症的問題也逐漸解決。擁有一個不壓抑內在的想法與想像、允許自己盡情揮灑自我的遊樂場，就是治癒的起點。遊樂場的出現，打破女子意識與身體的隔絕，有效地幫助她整合自我。遊樂場成了治癒的橋樑，連接她的想像與現實。

創造出能盡情遊玩的遊樂場，能填補缺乏母親懷抱所造成的飢渴。讓自己退化至能夠盡情遊玩的狀態，便是提供自己成長的機會，這能使我們與破碎遺失的真實自我和解並進一步整合。要達成心靈成長，我們不能只與一半的自己溝通，而是該與全部的自我、完整的自我交流。

想喚醒並使完整的自我更加活躍，首先必須讓自己能完全退化至不會有罪惡感的時期，這是以成長為目的的退化。退化後的玩樂會開啟通往自我內在的路，讓我們遇見自己的感受與情緒。因此，若想成為真正的大人，就必須釋放被壓抑於潛意識中的事物，承認那些都是自己的一部分，並將其整合至意識中。我們必須成為自己的探索者，接納被壓抑在內心深處遭到忽視的內在小孩。若能平安度過這段探索時期，人將變得更加成熟。

自由退化的必要條件為何？如同養育內在小孩需要母親的懷抱，讓內在小孩能盡情玩樂，也需要**母親溫暖的視線**關注。這時的視線，是蘊含**關懷與愛意的凝視**。孩子的存在感由母親的凝視形塑，那道凝視將成為孩子看待自我的視線。要想凝視，首先要停止動作並保持沉默。

真正的交流並非來自言語，而是來自沉默中的凝視。凝視期間所建立的人際關係，超越所有憑藉外在推力形成的關係。在沉默之中，名為「我」的存在，映射在他人的凝視中並獲得重生。只要這世上有個值得你信任的人，你便不會輕易放棄對自己的信賴與生命，而我們自己可以成為那個唯一的人。

自快——屬於自己的獨特快樂

克服缺乏的傷痕需要幾個條件，包括用身體的母性允許內在小孩盡情遊玩，以及能盡情享受自快。「自快」代表屬於自己的獨特快樂，那不單單是會成癮且具依賴性的快樂或自我安慰，更是由自己在內心創造，專屬於自己的樂趣。

當我們感到自快，自由便不再只是觀念，而是實際存在的形體。當我們不再受限於他人的情緒，而是成為自我情緒的主宰，我們便能真正感受到自由。要想成為主宰並感受自由，首先必須懂得關注自我。以關注他人的缺乏為優先並忽視自我的缺乏，是一種壓抑自我、背叛自尊的行為。要記住，關注自我才是建立自尊的起點。

◆正身練習◆

撫慰我的身體

如同母親以搖擺的方式安撫哭泣的孩子，
當我們左右搖擺身體時，
便能讓自己獲得安穩。

母親為安撫孩子所提供最原始且最有效的鎮定劑，便是搖擺孩子的身體。這樣的行為會對位於耳朵深處、用於維持身體平衡的前庭系統帶來刺激，也是一種類似運動感覺、平衡感覺、內臟感覺等內在體感（interoceptive）的感覺，是肌膚接觸的觸覺體驗。

提出依附理論的精神分析家鮑比（Bowlby）透過一項實驗研究發現，以每分鐘六十次的速度搖擺孩子的身體，能使他們的心跳數顯著下降，並使呼吸變得規律、幫

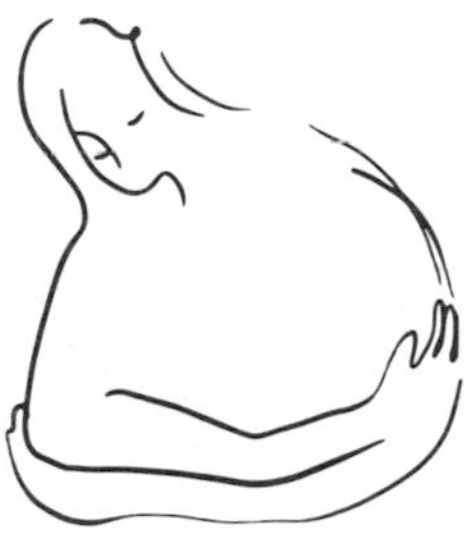

助他們舒緩緊張。在幼時母親所提供的搖擺，是能安撫孩子緊張與不安的養育行為。

擺動的節奏是人生初期，母子之間形成依附關係的重要節奏。精神分析家凱斯騰伯格將人生初期第一個接觸到的節奏，命名為口腔期的吸吮（sucking）節奏。這源自於孩子吸吮母親乳頭的節奏，也是母親透過擺動孩子的身體，達到安撫效果的搖擺（rocking）節奏。適度從母親那裡獲得安撫節奏的孩子，會將這種節奏刻印在自己的神經系統之中，未來即使沒有母親，他們也能在激動或不安時用自己的節奏安撫自我。這時的搖擺節奏，可以是能使自己冷靜下來的身體活動。

搖擺節奏可從兩個不同的面向作用於神經系統，以達到調節情緒的目的。一是穩定化，另一種則是活性化。搖擺節奏基本上是安撫神經系統以達到鎮定的節奏，但稍稍加快、加強之後，就能使內臟器官也跟著擺動，進而使節奏更加活躍。臟器擺動並激起情緒的節奏，能讓人從無感、無力的狀態中甦醒，也能幫助情緒更加活躍。

搖擺節奏的速度與強度加大後，便轉換為搖盪（swing）節奏。搖盪節奏不只是像坐盪鞦韆或衝浪那樣更強力地使用自己內在的波動，更能幫助我們有效排解攻擊性等內在能量。當我們不將精力用於壓抑或逃避，而是帶著內在波動遊玩時，波動的速度越大便越感到興奮且有趣，這就是一種自快的節奏。

最重要的是，我們必須掌握自己的節奏感。如同退化的遊玩與愛都無法只透過觀念學習，節奏也必須透過親身體驗才能夠習得。只要親身體驗搖擺與搖盪節奏，並學習如何控制這兩種節奏，就能恢復情緒調節系統。

1. 搖擺節奏：創造身體的母性以自我安撫

❶輕鬆坐在地板或椅子上。如果是有靠背的椅子，建議跟椅背稍稍保持一點距離。

❷感受兩側坐骨（臀部的骨頭）接觸地面（椅面），重心試著左右移動，確認接觸感。找到兩側坐骨的重心，平均且不特別偏重任何一側的位置，吐氣，並讓身體安坐在這個位置上。

❸雙手交叉，用手臂環抱自己。用溫柔擁抱小孩的感覺，右手抱住左手臂，左手抱住右手臂，並稍稍施加壓力按壓。放鬆肩膀和手臂的力量，感受手掌帶來的壓力。

❹坐骨重心慢慢左右移動，輕輕搖擺身體創造搖擺節奏。就像搖晃嬰兒的搖籃一樣，試著搖晃自己的身體。放鬆力氣將身體交給節奏，想像自己是搖籃裡隨搖擺節奏擺動的孩子。

❺持續左右晃動的擺動節奏，便能漸漸感覺身體中心（肚臍下方的丹田）開始產生節奏。允許這股來自身體中心的推動力（drive），改變節奏的速度與強度。可以逐漸加快緩慢的節奏，在速度上加入重量，就能加強節奏的強度。試著感覺節奏的自然流動。

❻環抱自己的雙手，可以為來自身體中心的節奏速度與強度提供支持。雙手就像

船錨，透過手掌的壓力或手臂的方向，提升或減緩速度。輕拍手臂的節奏可以是來自手掌提供的搖擺節奏，也可以運用手臂的力量讓節奏從左右轉換成前後，或是以身體為中心，像在轉圈一樣不停改變方向。

無論朝哪個方向、用什麼樣的速度與強度，都要允許自己的身體能自然移動，並用心體察並跟隨感受。

2. 搖盪節奏：用節奏遊玩

❶雙腳踩在地上，並確保自己身處雙手張開往四方亂揮，都不會被妨礙的空間中。

❷仔細體察雙腳完全踩在地上的感覺。腳掌重心左右移動，感受腳與地面接觸的感覺，並找出一個重心不偏向任何一邊，平均分配在左右兩腳的位置。接著吐氣，並讓自己能安然站在這個位置上。

❸腳底重心慢慢左右移動，輕輕搖晃身體創造搖擺節奏，讓雙手放輕鬆，隨著節奏擺動。想像雙手就是一對翅膀，配合身體飛行的節奏，支持身體的飛行。運用雙手的力量，感覺自己能夠影響身體方向、速度、強度的調整。

❹身體跟手臂一起跟隨左右晃動的節奏，身體中心會逐漸產生自己的節奏，你會感覺那股節奏與手臂的能量結合，改變節奏的方向、速度與強度。節奏的速度可以稍微加快，在速度中加入一些重量，可加大節奏的強度，讓節奏從搖擺轉換成搖盪。

允許來自身體中心的推動藉由手臂的能量，改變節奏的速度或強度。搖盪節奏可以比搖擺更快、更劇烈、更大幅度地朝左右前後斜線晃動或繞圈，可以朝不同的方向轉換。

❺讓節奏自然流動，感覺心跳與呼吸的節奏也跟著改變。更積極地運用呼吸的節奏，吐氣時張開嘴發出「呼～」聲，用耳朵聽見呼吸的節奏，打開聲帶與嘴唇的

肌肉，讓自己在吐氣的同時也能自然發聲。你也可以試著用哼唱的方式表現身體的節奏。當身體的節奏化為聲音，我們就能進一步歌唱，擁有屬於自己的快樂，讓自己能用身體的節奏遊玩。

試著跟隨內在的推動，像個孩子一樣盡情享受並展現自己的樂趣。這能帶你體驗到遊玩的自由，也能感受發生在自己身上的驚奇體驗。

❻配合節奏的方向、速度與強度，專注感覺自己的感受與情緒如何改變。在擺動的同時，觀察心跳或呼吸是否恢復平靜、緊繃的肌肉是否放鬆、不快感是否平息。

重複小幅度的柔和搖擺，可以安撫內在感受並使自己恢復鎮定。較快、較強烈的搖盪節奏，則能夠刺激並使內在感受活躍。不需要害怕這些節奏的變化過程，只需要專注感受，便會明白節奏的主宰是自己身體的中心。

09

獨立的身體

為了成長，
必須離開過往的自己

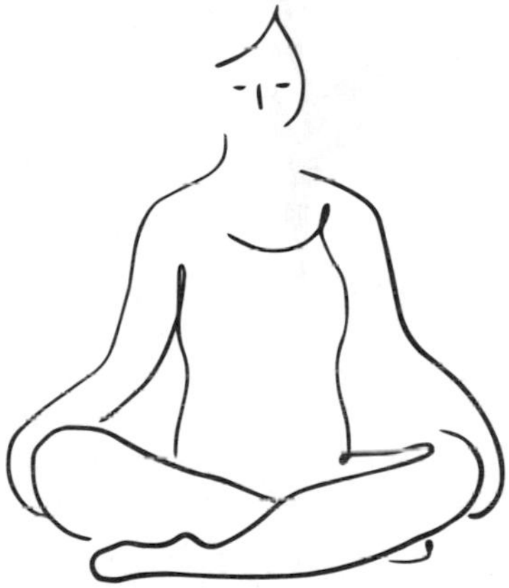

與人相處時，觀察自己的心跳，
便能得知這段關係是否讓你感到自在。

離開父母，是獨立的第一步

這是我前往美國留學前不久的事。

當時母親與我正在收看一齣以精神疾病為主題的連續劇，看著看著，她突然放聲大哭。她邊哭邊說：「妳離開之後我要怎麼辦……」我靜靜地看著她哭，就像在看一齣電視劇。接著我短暫地感覺鼻頭一酸，且有一股來自內臟的熱氣湧現，但我努力忍住這股衝動。因為我覺得如果連我都哭出來，那我們會一起崩潰。前往美國留學並沒有讓我感到快樂，對未知世界的不安，加上拋下母親離開的罪惡感，反而讓心情無比複雜。

祖母也曾經為我要離家的事情哭過，那是我要離家到首爾上大學時。她看著我的行李，深深地嘆了口氣。她說：「哎呀……妳上了大學之後，再過段時間就要嫁人……那我該怎麼辦……」她沒有繼續說下去，只是哭了出來。連小兒子去當兵都沒掉一滴眼淚的她，竟然因為要跟孫女分開而哭泣。她看起來就像個苦苦等待母親回家的孩子。

這兩次經驗都令我聯想到「獨立」。我的母親與祖母，都在我即將離開她們的時候，在我面前哭得像個小孩。她們的眼淚讓不得不離開的我產生罪惡感，那罪惡感牽絆著我，讓我難以前進。或許就是因為這樣，即便我的身體離開了她們，心卻始終無法真正脫離。我就像隻翅膀被折斷的小鳥，即便長大也無法離開心之巢。這兩次與分離有關的經驗，使我有好長一段時間都背負著她們的情緒。

父母的分離焦慮，是子女在心理上獨立的最大絆腳石。如果父母無法安心送孩子離開，會使孩子在心情上更加不安且複雜。父母的不放心會使子女在探索巢外的新世界時感到恐懼與自責，更產生遺棄焦慮，覺得自己好像拋下父母不管。

當子女長大成人且必須離巢，不安的父母會把巢築得更大，將子女安放在自己懷中。不安的父母認為這是一種愛、是一種保護。但身處這樣一個巢中，子女反而不認為那是愛與保護，而是控制與干涉。在一個不安的母親身邊，子女會被那份不安餵養長大。

子女的心理成長，與和父母的分離過程有著深刻的連結。

成長＝絕對依賴→相對依賴→獨立

「我覺得我正在進行離開媽媽的獨立運動……一直以來我都背負著她的不安，總是以她的目標為目標，過著她想要我過的人生。現在我想離開她的世界，開始尋找自己真正想要的東西，過屬於自己的人生。」

一名藉由探索身體開始進行心靈修練的中年女性，將治癒自我的過程命名為「獨立運動」。歷經離婚危機之後，女子開始努力尋找與過往不同的人生。在這段治癒過程中等著她的，是必須面對無法離開母親而獨立的自己。

心理治療是斬斷傳承。父母的人生會傳承給我，我再傳承給子女，而心理治療便是斬斷這條心理臍帶的過程。唯有斬斷傳承，才能活出真正的自我；要離開自己出生的巢，才能真正踏上心理獨立的旅程。心理分離的過程確實會短暫地讓人感到痛苦與失落，最後卻能帶我們走上成長之路。

獨立運動並不只存在於偉人的故事中。在每個人的成長故事裡，都有「獨立」這個人生課題。因此，我們都可以說是尋求心理獨立的生命英雄。

人類天生就會朝著讓自己成長的目標前進，這不需要任何教導，而是與生俱來的能力。例如嬰兒會為了長大而努力吸奶、努力撐起頭、努力學習翻身。人出生後都會努力探索自己的身體，並朝廣大的世界前進。剛出生的嬰兒之所以能安心成長，正是因為有父母提供的安全基地。

成長之路是從對父母的絕對依賴轉為相對依賴，然後再漸漸獨立的內在旅程。我們會在成長過程中戒奶、戒尿布、學會走路，做足準備以離開父母所築的巢。在人類成長的過程中，分離訊號是心理健康與獨立的重要指標。

最初的分離指標出現在幼兒最煩人的三歲左右，孩子會以「看看我」、「這是我的」、「我要做」、「我可以做」等方式表達自我，進一步確認自己的感覺。他們也會開始對我和我以外的、我和他人、我和世界之間的界線有微弱的認知。他們會開始對抗父母的權威、表現自己的力量，父母會因此感到不舒服是再自然不過的反應。但若父母因為孩子嘗試獨立而陷入不安與憂鬱，無法好好做出回應，孩子便無法透過父母的反應學習情緒，更可能使親子的情緒混雜在一起，讓孩子誤以為父母的情緒是自己的情緒，造成親子潛意識的串連。為了讓孩子內在的自主性能順利萌芽，親子之間需要物理與心理上的距離，讓彼此都能感覺到親子並非一體。

第二次心理獨立會在青少年期明顯展現。青少年期是探索自我的重要時期，青少年子女必須與父母保持距離才能探索自我。當父母與子女確保適當距離，子女便能擁有自己的祕密，也能夠嘗試抵抗父母訂定的標準與權威。這是為了長出自己的翅膀，離開父母所築的巢而做準備的訊號。在這個時期，孩子會以憤怒與攻擊性抗拒父母設下的限制，而這些憤怒與攻擊性，往後將會成為開創自我人生的力量源泉。

若充分體驗過青少年該有的模樣並健康成長，那麼人到了中年期便會再面臨另一次的青春期。青少年期開始的心理獨立會一直持續到中年，一個青少年只要好好度過該時期，到了中年便能順利迎接第二次青春期。

「現在似乎能體察我的感覺了。」

正在進行心理獨立運動的這名女子，於諮商期間透過活動身體開始感受自己。她正面臨中年危機，青春期的女兒惹出許多麻煩令她十分頭疼。但其實她女兒所遭遇的問題，與她自身缺乏青春期有著密切的關聯。女子正透過自己的身體重新遇見遺失的青春期，她透過甩、推、拉等動作確立身體的界線，藉著需要活動肌肉的身體動作，找回自己遺失的青春期感受。接著她開始慢慢學習認識自己的情緒，而不再只是了解他人的情緒。

腦神經學者稱情緒為「來自隨意肌與內臟的回應結果」。事實上在情緒進入意識之前，會先反應在身體上。這名女子在成長過程中被母親的情緒餵養，懷抱著母親的情緒長大，在不知不覺中受困於母親的情緒之中，完全無法感知自己的情緒。在長大後的每一段人際關係中，女子的反應都是透過觀察與配合他人情緒的方式觸發，而不是對自身的情緒做出反應。由於長期切斷對自己身體的感知，使她無法察覺自己的情緒。這種人際相處的模式首先發生在她與母親、她與先生之間，之後進一步延伸到女兒身上。顯見傳承自母親的情緒處理方式，一直困擾著這名女子。

越親近的關係，越要重視身體距離

如同攀登喜馬拉雅山需要登山隊營地一樣，孩子要探索這個險峻的世界，也不能缺少父母提供的心理安全基地。這個安全基地會在孩子受到驚嚇、受傷或難過時，在情緒上提供安慰及照護的心理功能。這會透過父母提供的溫暖肢體接觸、視線、微笑、聲音等，烙印於孩子的身心。

如同登山的目的地不是營地，父母這座安全基地最初的目的也並非保護與控制。安全基地是為了孩子的成長與獨立而存在。因此若父母過度保護、控制孩子的私人空間，會使孩子失去獨立的能力與探索世界的鬥志，而永遠無法離開安全基地。這會讓孩子的身體雖然長大，但內心仍舊是個孩子，一直停留在「小大人」的狀態。

身體與身體之間也需要距離。越是親近的關係，這距離就越加重要。親密感與距離感雖是兩種彼此矛盾的感受，但在關係當中，身體的距離能夠成為彼此心靈的圍籬，心理學用語稱為「界限」。要有心理界限才能夠保護自己，也不侵犯他人的心理界限，而且必須有界限才能真正與他人交流並同理他人。

沒有界限的人，有時可能因為將彼此視為「一體」而變得暴力。因為若將彼此視為一心同體且只會有一種情緒感受，便無法發現彼此不同的情緒或需求，也無法尊重差異。親子、夫妻、情侶、好友之間若失去界限，彼此的情緒或需求便會混在一起，讓彼此的界限不知不覺中侵犯或被侵犯，最終成為對方的枷鎖。

從屬、控制、過度保護都無法維持健康的人際關係，那是一種缺乏獨立的相連狀態。所以請記住，為了讓自己活得獨立自主，我們都應與他人的身體保持距離。尊重身體之間的距離，才能有健康連結的關係。

那麼我們需要多少的私人距離呢？在親子之間，身體的距離需要隨著孩子的成長而持續拉長。

三歲孩子的父母，需要提供孩子至少能面對面看見彼此的距離。維持這個距離，才能將孩子視為獨立的個體，而非自己的一部分，孩子也才能感受父母這個安全基地的存在，同時又能依照自己的感覺探索世界。這段時期，親子之間應由孩子領在前頭，父母站在身後約一步的距離。父母所容許的身體距離，就是孩子發展自主性的心理空間。

到了青少年時期，獨立於父母之外的私人空間更顯重要。因為在隱密的私人空間中，子女才能跟自己對話並盡情探索自我。父母在子女成長的過程中，應該提供合適的身體距離，並隨年齡增長逐漸擴大界限的範圍，做好送子女離開的準備。

心理獨立代表成為自己的主人。為了不成為他人情緒的奴隸，為了成為自己情緒的主人，我們需要了解自己的感覺。孩子從父母那裡獲得身體界限受到尊重的感覺，同時也能藉此了解自己的心理界限。萬一父母衝動接近孩子的私人空間，或收回給予的空間，不僅會使孩子無法熟悉對自身界限的感覺，更會迫使他們順應他人，甚至發展出虛假的自我感覺。換句話說，這會使孩子不依賴內在的感覺，而是依賴外界的訊號。

若無法信賴自我的感覺，便無法在關係中主導調整距離，這樣的模式也會一直出現在未來所有的親密關係中，使人在不知不覺中控制他人、侵犯他人的界限。這時的侵犯，主要是有權勢者下意識地對比自己弱小的人所做的行為。就像父母對孩子、老師對學生、前輩對後輩、戀人對戀人，都會以關心和愛為名，持續犯下情緒上的暴力。那麼，人究竟要如何學習在關係裡維持安全的私人距離呢？

帶來安全感的身體距離

身體天生就知道人與人之間的安全距離，安全感是一種對生存的自然反應。感到不安全時，身體會本能地有所反應，我們會瞳孔放大、心跳加速、呼吸急促、肌肉緊繃，身體自動進入戰或逃的狀態。

在關係中未能確保安全的私人距離時，我們的身體便會感到不適，會全身僵硬或呼吸不順暢。在大腦理解到這種距離令人不適之前，我們便能先透過身體反應感受到這點。人在感到安全時會本能地想靠近，感覺不到安全時則會自動迴避。從身體的觀點來看，依附是以此安全調整系統為基礎所進行的靠近或迴避反應。

若忽視身體發出「哪裡有些不舒服」的訊號，我們的界限便會在無防備的狀態下遭受他人侵犯，或在不知不覺中侵犯他人的界限。相反地，能確保安全的私人距離時，便能獲得舒適與愉快這兩種感受，進入舒適的興奮狀態或放鬆狀態。這時你會自然地與對方視線交會，臉部肌肉較為柔和且自然，心跳也會十分規律，呼吸順暢且輕鬆。確保安全的私人距離時，我們便能在舒適的狀態下自在地亢奮，也能夠放心玩樂，並在關係中達到自由地情緒交流與主動溝通。

在心理治療中，治癒與恢復始自個案能確保自己需要的安全感。只要個案感到安全，便能發出埋藏在內心深處的痛苦之聲。當一個人的痛苦能在某人的安全陪伴下被理解，感受到情感上的共鳴時，就能獲得治癒，並發現這份痛苦蘊含的意義。

由於每個人都有不同的生命經驗，對安全距離的感受也截然不同，所以心理治療時的安全距離必須視情況調整。在心理治療中，這樣的距離調整稱為「關係之舞」。（「關係動態」是指人與人之間相互作用和交流的過程。親子互動便常包含距離的調節，這就像一種舞蹈，而這種距離調節之舞，在親子互動中就形成了「關係動態」的原型。）

守護私人距離，就是守護自己的尊嚴

兩個健康的人之間安全的私人距離會很有彈性，能像橡皮筋一樣拉長或縮短。人在情緒上較為脆弱時，都會採取自我防禦的姿態。過度警戒導致界限太明確，會讓人難以靠近或將有意靠近的人推開。若界限太過模糊，則會使人際之間的關係太過緊密。可以說界限的強弱程度，決定了人類的自我功能是脆弱還是堅強。若想幫助個案恢復健康的界限，諮商師就必須成為個案的安全基地，讓個案在這段關係中掌握主導權，控制自己安全的私人距離。

心理獨立其實與身體獨立一起發生。只要人沒有失去身體的感覺，就代表能夠感知何謂安全的私人距離。詩人紀伯倫曾說：「待在一起，但保持距離，讓空中的風在你們之間起舞。」這段話就是告訴我們，越是親密的關係就越需要距離，越是親近的關係越需要喘息的空間。

安全的私人距離能使關係維持健康。而人與人之間安全的私人距離，取決於這段距離能否讓兩人都能自在喘息。令人窒息的關係無法讓人感受心理上的自由，只有能放鬆喘息的關係，才能讓人感到自在。因此，我們必須抗拒一切侵犯自身私人距離的事物，守護私人距離就是守護自己的尊嚴。當我們能清楚意識到何謂適合自己的私人距離，才能在關係中自由調整距離，也才能正式迎接屬於自己的獨立人生。

◆正身練習◆

傾聽心臟

傾聽心跳，實踐自我憐憫。

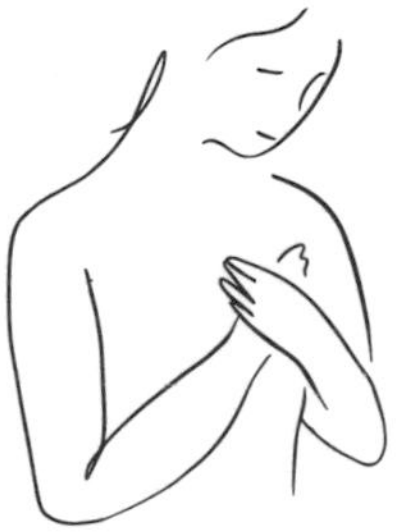

我們要如何知道人際關係中是否保有安全的私人距離？該如何得知在一段關係中，怎樣才是適合自己的距離感？要如何知道在一段關係中，自己是想前進還是想後退？如何知道對方的靠近，對自己來說是侵犯還是親密？如果單純從現實角度考慮人際關係的適當距離，我們只需要計算彼此的利害關係再下判斷。但若想知道自己對一段私人關係真正的想法，就必須以身體的反應為準。

安全感是人類生存的本能，與安全感有關的訊號總會先透過身體展現。人在感到不安全時，首先改變的身體指標便是心跳。當我們感受到威脅時，為了能在第一時間逃跑或對抗，情緒會首先有所反應。例如感覺他人的眼神、語氣、姿勢有攻擊意圖時，我們會心跳加速、呼吸急促、肌肉緊繃。面對這樣一段讓人緊張的關係，人會快速轉變為對抗與鬥爭的模式。相反地，當對方讓我們感覺自在且友好時，便能維持穩定的心跳與自然的呼吸節奏，肌肉也會較為放鬆。在一段友好的關係中，人會更容易親近彼此。

為了守護自己的私人距離，我們必須在與他人相處時傾聽自己身體的訊號。最基本的身體訊號便是心跳、呼吸與肌肉的緊繃程度。若想了解自己在人際關係中需要多大的私人距離、想掌握自己在一段關係中是渴望靠近還是遠離，或想知道對方的主動靠近，對自己來說是侵犯還是親密，就必須在跟對方相處時，仔細觀察自己的心跳與呼吸。為了能夠清楚覺察訊號，我們平時就需要練習與身體的訊號交流。

1. 專注心臟的冥想：觀察心臟發出的訊號

❶雙手交疊放在心臟處，感覺心臟的跳動。接著雙手稍稍施壓按下，你可能會更清楚感覺到心臟的跳動，也可能感覺較微弱，無論強弱都沒關係，從感覺到

心跳的那一刻，便開始專注心臟的冥想。

❷心臟自生命之始便在跳動。確認女性腹中有生命存在的第一個訊號就是胎兒的心跳。在孕婦體內，會同時有兩顆心臟在跳動。從我們在子宮內成長、離開子宮來到世界，直到生命結束的那一刻，心臟都會不斷自主跳動。

❸無論我們如何痛苦、孤單、絕望；無論我們多麼雀躍、激動、感激，任何一種情緒，都不會使心臟停止跳動。即便是在你閱讀本書的這一瞬間，心臟仍無條件地展現它的愛。

❹接著讓我們將自身所體驗到的心臟共鳴，以色彩、線條、形狀等視覺元素呈現出來。再以「我的心臟說」為開頭，寫一篇自由聯想的文章。完成之後觀賞畫作、閱讀文章，思考心臟要傳達的訊息。當下這一刻，我的心臟是如何跳動呢？它想說些什麼呢？心臟時時刻刻都在完整傳達我們的喜怒哀樂。

2. 與他人相處時，傾聽自己的內心

❶能夠熟悉覺察自身心跳後，就能在與他人相處時觀察心跳的狀況。透過這種觀察，能讓我們了解自己在面對他人時最原始的反應。我們需要在跟他人相處時，注意傾聽自己的心跳，觀察心跳如何反應。

❷與他人相處時，心跳會緊張得想要逃走嗎？心跳會受到壓抑嗎？心跳感覺鬱悶嗎？心跳是否累積許多壓力像快要爆炸？心跳是否停滯麻痺？若你跟一個人相處時，感覺到心臟有些不適，就能將這樣的不適，視為未保持安全私人距離的訊號。

❸與他人相處時，心臟的活躍程度是否適中？心臟是否發燙？心跳是否平靜穩定？心臟是否歡快？心臟是否歌唱？是的話，就表示現在不僅有適當的私人安全距離，你甚至還想再更靠近對方一些。

❹與他人相處時，若能傾聽心臟所傳達的訊號，就能主導自己的安全私人距離。從心臟發出的訊號中察覺不適感或舒適感，就能獲得選擇的自由。你可以退一步，也可以主動向前一步，更可以選擇遠離或積極對抗。最重要的是，你可以自行主導選擇適合的安全私人距離，以守護自己的尊嚴。

❺熟悉與心臟相關的冥想，能幫助我們在任何人際關係、面對任何事情、身處在任何場所時，快速理解並主動運用自己內在的反應。我們可以隨時問問自己，此刻我的心跳如何。

「感受身體開始因需要而動作時，
便會產生懂得愛自己的能力。」

——史蒂芬・科普

IO

失能的身體

在失去的盡頭，
遇見新的身體

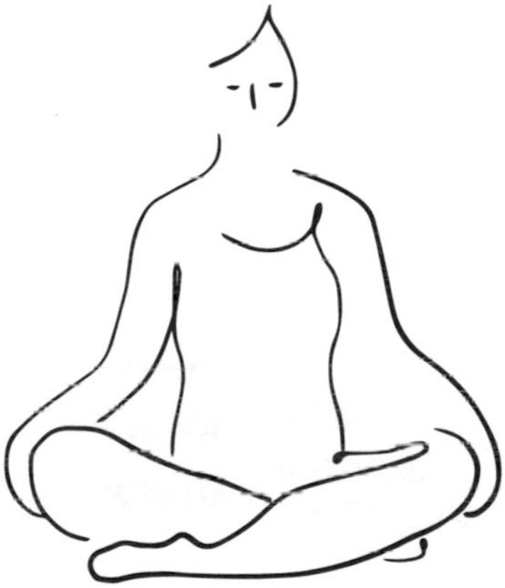

在身體動作時，感覺便會動作。

一旦動作改變，感覺也會改變。

會痛，才是中年

「眼前總覺得有蚊子在飛，去眼科檢查，他們說是老花眼。」
「白髮現在靠染黑也蓋不掉了。」
「我的牙齦很痛，不久前去了牙科檢查，結果醫生說我臼齒壞了。」
「我年輕時辛苦地為家人奉獻一切，結果現在老了卻得換人工關節。」
「我最近經常忘東忘西，讓我懷疑自己是不是得了失智症。想不起重要的人叫什麼名字時，真是又尷尬又丟臉。」

在行為治療團體中，有位二十多歲的年輕女性，主動提起自己因嚴重壓力而暈倒的經驗。接下來，團體成員展開了一段與健康有關的熱烈討論。這個行為治療團體的成員多為中年女性，她們大肆抱怨關於身體病痛帶來的不適。即便病痛與失落感嚴重影響中年婦女的生活，但仍有一位剛過五十歲的女性表示：「我覺得現在才是我人生的全盛時期。」

這名五十歲的女子經常覺得後頸伴隨著疼痛的緊繃感，在壓力大時還會有腹瀉的問題，同時也因為睡眠障礙而長期失眠，沒想到她竟說中年是自己人生的全盛時期，令在場所有人都感到驚訝。

人進入中年後身體機能便會下降，一般來說，都會認為這代表身體的全盛期已經過去。人類身體與大腦的成長曲線自生命初期開始，到二十歲後半達到高峰，到了三、四十歲的壯年期，會維持較平緩的曲線，進入中年期後則會開始下滑。這是適用於所有生物的自然法則，無一例外。中年是生理機能開始下降的時期，人們會透過視力、頭髮、牙齒、皮膚、骨骼、記憶等層面接收到老化的訊號。

這些老化訊號會令人聯想到死亡，鮮少有人能心甘情願地承受，而這也是我們費盡心思對抗死亡與老化的原因。人們會以植髮、拉皮、削骨、抽脂或注射玻尿酸等方法，努力讓自己在外表上看起來更年輕一些。不過我們都知道，無論如何努力，都無法從根本阻止病痛與老化。畢竟這世上根本沒有長生不老的仙丹妙藥。

一旦身體機能開始走下坡，人的心理也會產生動搖。人們會鴕鳥心態地試圖忽視這些訊號、會因老化而忐忑不安，嚴重的甚至會陷入憂鬱，不過這些都是人在面對失去時的自然心理現象。步入中年之後，我們無法再像年輕時那樣任意使用身體，而必須改用適合中年的方式來對待身體，很多時候都是因為沒能做到這點，所以才會產生病痛。

身體要有病痛，人才會清醒。病痛會讓我們感覺到身體的存在、意識到身體的寶貴。一旦忽視身體，身體會以強烈的方式向我們發送它存在的訊號，例如引發不安與憂鬱等精神症狀，提醒我們身體的存在。

前面說到這名聲稱自己正處於人生全盛期的女子，在接觸行為治療之後，開始意識到自己長期忽略了自己的身體。她一直飽受許多病症所苦，這些病痛都在向她傳達一個重要的訊息：別再忽視身體。在經過治療之後，她終於開始傾聽身體的聲音、照顧自己的身體。雖然中年代表身體的全盛期結束，但這名女子卻在中年時重新認識自己的身體，得以展開一段新的人生。

病痛與生命息息相關。病痛會讓我們聯想到死亡，是身體對生命發出最強烈的警告，所以病痛也能為生命帶來新的機會。

越放鬆，就越有力量

「有一天，我突然感覺有股力量從後面拉住我，我生活中的一切，瞬間被那股力量顛覆。從那之後我便開始生病，幾次昏倒後，我終於領悟到自己的生活必須改變。我覺得人都是要遇到狀況才會懂得妥協。」

一名女子如此描述自己的境遇。當年三十多歲的她，人生才剛邁入全盛時期，生病之前一直都在補教界工作，是位知名的一流講師。她的時間以秒為單位切分，從不浪費一分一秒。但年紀一進入四字頭，她便開始感受到身體的異樣。她形容那是「生活中的一切都被顛覆」，並說當時她有種「無論做什麼都無法填補空虛的感覺」。但她選擇忽視這些訊號，再加上她也不擅長向他人訴說心聲或表達情緒，只能一直吞忍這種不適感。直到某天，她遭遇一場嚴重的車禍，她身受重傷全身骨折，這才終於意識到自己不得不屈服，忙碌的生活也跟著停了下來。

中年其實是改變人生方向的時期。在這段時期，我們的注意力需要由外轉向內，把用於適應外界的注意力，逐漸轉向內在並回歸真正的自我。在身體的生理機能下降，成長發展的曲線遭遇轉折點時，人生也會面臨轉捩點。從這時開始，我們就不該繼續要求自己配合外界，而該活出順應真實自我的生命。

人生前半段的重點是適應外在世界，因為我們必須工作、談戀愛、完成社會所賦予的角色。但到了中年之後，生活就不該再以外界為準，而該以自己為準則。分析心理學家榮格曾說，人生的前半段需要帶著具有一定社交性的面具，但進入人生的後半段就要脫下面具，看看面具之後的陰影。若想見到隱藏在影子中的真正自我，就必須改變視線的方向，不要再睜大眼睛關注外界，而要閉上雙眼注視內在。當我們能把目光放在自身，那麼即便邁入中年的身體機能下降，意識也能持續成熟。

近來廣受五、六十歲男性喜愛的電視節目，都談論到人到中年後回歸自然，展開人生第二春的內容，這也使得許多中年男性都夢想「回歸自然」。那些節目的主角都有驚人相似的人生故事：他們年輕時都住在城市，每天的生活都像在戰鬥一樣激烈，直到步入中年後突然生病或在人際關係中遭逢巨大創傷，使他們決定離開城市回歸自然的懷抱。這告訴我們，內心創傷或身體病痛都會是轉換人生方向的機會。

對這些男性來說，自然就是母性的懷抱，是他們身體的渴望。自然環境允許他們回歸自身，過著最忠於本性的生活。他們都異口同聲表示，自己與自然一起恢復了健康，並從大自然中獲得活下去的力量。回歸自然的他們再也不需要抵抗外界的壓力，順應生命全新的流動，讓他們的身心變得更加舒適了。

無論你面對的是什麼狀況，當你越用力抗拒，回擊的力道就越大。費盡全身的力氣去抵抗，只會白白消耗自己的能量，反而耗盡開創人生的燃料。進入中年之後，我們需要轉換人生跑道的力量，不再耗費力氣對抗改變，而是將自己交給新的人生順流。放鬆自我，才能重新獲得活下去的力量。

前面說到的那名歷經嚴重車禍，人生徹底崩壞的女子，她在復健過程中開始接觸芭蕾舞，並在課程中突然領悟，自己崩潰的生命正在重建。那起意外促使她開始接受行為治療，學習與身體溝通交流。她探索自己的身體、檢視自己的內心，發現自己的問題是一直以來都太過認真生活，絲毫沒有察覺身體再也無法承受。在接觸行為治療後，她發現自己心中那個「赤裸且稚嫩的孩子」似乎終於開始呼吸。女子也發現過去因為不想面對自己的軟弱，讓她一直把自己關在銅牆鐵壁之中。接受自己也有軟弱的一面之後，她終於能從緊張防禦的戰鬥姿態中解放。直到進入中年，她才終於學會如何放鬆身體的力氣。

中年之後不是老去，而是再度成長

人在身心俱疲時，便會遭遇象徵死亡與重生的事件。因為長久維持的秩序必須遭到破壞，讓世界歷經渾沌與無秩序，才有機會催生出新的秩序。這是每一個創世神話的動機，也是成長神話的中心主旨。但變化並不如我們嘴上說的那麼容易，因為切斷熟悉的方式、慣性與習慣之後，必定要承受痛苦。

有些人會感到痛不欲生，有些人會感覺像受困於黑暗中那般茫然，有些人則有如罹患不治之症或遭逢致命意外般絕望。每個人都得費盡千辛萬苦，才能完成這場與自己道別的考驗。當我們感到身心殘破不堪，再也找不到任何方法幫助自己振作時，才能接納生命中必然的喪失。

人邁入中年之後，會同時面對危機與轉機，所以心理的重生就是中年要面對的課題。邁入中年之後，人會感覺自己無法再以過去的形式存在，必須展開全新的人生。這段過渡期並不輕鬆，但也正因為每一個新的開始都伴隨著痛苦，所以我們必須放下對改變的抗拒，才能展開全新的人生篇章。

唯有過去的意識死去，才能催生出全新的意識。歷經必然的失去後，終會有條通往重生的「路」。讓身體過往的習性死去並接納新的習性，這條路便會開啟。當我們切斷那些早就習以為常、在生命的每個瞬間都會自動運作的習性之後，便能夠迎接改變。我們必須停下，因為停下腳步才能覺察、才有選擇的餘地。如同歷經分娩之痛才能迎接新生命，在失去的盡頭將能讓我們獲得新的身體。如同季節會不斷更替，死與生、危機與轉機、終末與起始也會不斷延續。

中年相當於四季中的秋季。秋日火紅的楓葉，是不是比五彩繽紛的春花更加美麗呢？秋季的靈魂有迷人的深度、有濃醇的成熟美。中年也相當於一天的下午時段，夕陽西下比才剛東升的太陽溫和許多，卻又令人印象深刻。下午的靈魂有平靜沉穩的氣息，也能刺激人們對生命的省察並帶來新的靈感。在受到如盛夏驕陽般的熾熱欲望、奔騰的性慾、敵視感與自我厭惡感驅使，奔赴無數場激烈的戰鬥過後，回歸如平穩秋日午後的自我，便能感受到極度安心與安慰的美好。

所謂的成長，是讓身體成為另一副模樣，那也代表自己的感受與想法有所改變。我們的身體與意識若持續固定在某個狀態，那便與死沒有兩樣。人類並非固著的存在，而是不停變換的動態存在。如同蕩漾的海水不會靜止，時時刻刻都在改變，人類也會不斷改變並朝新的目標前進。要活就要動，活動能讓身心煥然一新。

透過拼湊內在碎片的過程，意識將得以成長。人類內在遭到怠慢、棄置的部分稱為**陰影**。與只會向外投射的光不同，這股陰暗擁有讓人窺探內在的力量。

秋天與下午是最適合窺探內在的時間，找回感性的欲望並發揮知性的理念，能夠將疏離的影子自內在引導而出。重要的是，我們可透過這些陰影，重新聚焦自身內在一直被忽視的未開發領域，甚至看見隱藏的自卑，並使其化為成長的機會。

四十歲後，你需要回歸自我

「我真的很羨慕那個同學。」

行為治療團體中，一名即將邁入中年的未婚女性突然說起高中同學的故事。「我那位高中同學嫁入豪門，雖然服侍守寡多年的婆婆令她身心俱疲，不過也多虧了先生的財力，讓她沒有任何經濟壓力，輕輕鬆鬆就能送孩子去讀大學。」

雖然她表示非常羨慕那位同學的生活，但團體內其他已婚女性聽完這個故事之後，卻紛紛表示，每個人都有一個這樣明明沒有太多煩惱，卻硬要抱怨生活不好的高中同學，實在很惹人厭。有些人開始探討父母財力對子女成績的影響，有人則表示一點也不羨慕這種受婆婆掌控的人生，甚至還有人堅決地說，才不要拿自己的尊嚴換取經濟上的寬裕。

這時有人告訴她：「雖然妳沒嫁入豪門，但至少妳沒有失去自我。」語畢，現場立刻陷入一片沉默。在那片寂靜之中，能夠感受人們對這段話的贊同，那短暫的沉默比任何贊同的話語都更加強烈。

由中年人組成的行為治療團體，會以探索自己的身體為主要目的。他們會藉著行為治療重新認識自己的身體，發現過去從未見過的自我。在團體中探索身體的方法大致如下：

首先閉上眼睛全身放鬆，順應呼吸的流動，接著跟隨來自內在的感覺，讓身體自由擺動。此時身體的核心並非有意識地動作，而是順著身體的意願運動。不要跟隨外界的訊號，要允許身體完整表達內在的衝動。過去我們一直從第三者的觀點看待自己的身體，若順應內在的衝動，能幫助我們將看待身體的角度，從第三人稱轉換為第一人稱。

行為治療團體的參與者從年輕時就過著迎合外界的生活，他們認真扮演母親、妻子、媳婦、阿姨、老師、老闆等社會賦予的角色。到了中年之後，就該將重心從外界轉向內在，回歸自我與身體。

行為治療團體中的每個人，都不會將自己身體的權威交付予他人，而會順應自身的感覺。參與者會成為自己的身體、成為身體的主宰，他們透過身體遇見自我。唯有在透過身體遇見自我的那一刻，身體才不是為了獲得誰的認同而存在。參與者得以感受只為自己存在的身體，能夠詢問並傾聽身體，藉著身體的回答感受自己會被什麼所吸引、會在何時感到愉快、何時感到自由。

對自我的探索源自對身體的探索。身體和話語不同，幾乎不會說謊。和為與他人交流而發展的理性語言不同，身體會完整表現自己最真實的模樣，更貼近我們的本性。為了能與自己更順暢地交流，我們必須更了解自己的身體。但在身體緊繃僵硬的狀態下，溝通自然無法順暢。唯有在放鬆緊繃的肌肉和緊張的意識之後，那些無法言語的創傷才會猛然迸現。當身體充斥著無法用言語表達的不安與憤怒，它會在此時全力咆哮。當我們解開身體的鎖，讓凍結的心開始融化，身體便能說出過去一直說不出口的話。

身體一旦開始說話，情緒與記憶也能找到屬於自己的語言。有些人會不斷重複挺胸，這是因為過去她一直覺得挺胸是令人羞恥的事，所以始終維持駝背的姿勢。有人會放鬆總是緊繃的肌肉，因為他一直擔心自己不夠健壯而被人忽視，所以刻意把自己鍛鍊得很壯，並且總是用力繃緊身體，讓自己看起來更加魁梧。有人會不停搖擺以活動自己身上的每一個部位，他覺得藉由這樣的擺動，能讓長期關壓在內心的猛獸甦醒。這些人的親身經驗告訴我們，回歸身體才能獲得真正的自由。

情緒在透過意識表達之前，會先透過身體展現。當我們感受自己身體的需求，並將沉睡的感官喚醒，原本毫無存在感的情緒，便會一點一點地膨脹成立體的存在。

只要順應身體的需求，就能遇見過去未曾碰觸的未知自我。我們能藉此認識身體的母性、喚醒猛獸的野性，並擁抱受傷的內在小孩。

情緒是一種重要訊號，讓我們明白什麼重要、什麼不重要。有些人要靠流淚釋放情緒，有些人則必須盡情解放自我。徹底釋放情緒過後，糾結或凍結的情緒便不再受到束縛，這樣才能幫助我們看見隱藏在情緒背後的真實自我。在看見真實自我的那一刻，我們便會產生不同於以往的全新想法。

放慢速度，找回被忽視的碎片

心理治療的本質是找回尊嚴，我們需要接受內心被遺棄的每一個碎片，藉由這個過程恢復自己的尊嚴。

我們可以透過身體的本性，找回被自己忽視的碎片。我們可以在日常生活中，輕鬆地嘗試找回身體的本性。例如停下手邊所有事情，專注感受自己的呼吸、嘗試尋找身體的核心、赤腳踩在地上，甚至是有意識地改變走路的速度等。這些行為，都是讓我們發現自己，不再厭惡自我，並進一步接納自我的方式。

身體是流動的，身體會持續改變，意識也是。即便步入中年後生理機能下降，精神仍能持續成長。流失的生理機能，可由逐漸成長的精神填補，這是身體帶給我們的智慧。

◆正身練習◆

先停止，然後從頭來過

改變源自於停滯。
要從熟悉的習慣中發展出新習慣，我們需要先讓身體停下。

改變源自於停止執行既有的方式。破除許久以來的習性，是創造新習性的過程。從熟悉到創新之間的這段時間，稱為過渡期。在從熟悉過渡到全新未知的時刻，人會理所當然地感到心理不安、生理緊張。即便這會令人感到不適，我們也無法不經歷這些感受，因為跳過這個過渡階段，改變就不會發生。

從身體的觀點來看，改變是打破身體熟悉的節奏，創造新習慣的過程。這會讓我們使用平時較少動到的肌肉，也能讓我們挑戰不熟悉的新事物。靜其實一直存在於所有的動之中。修行詩人魯米曾說：「寧靜的停滯是為了理解變化，變化是為了理解

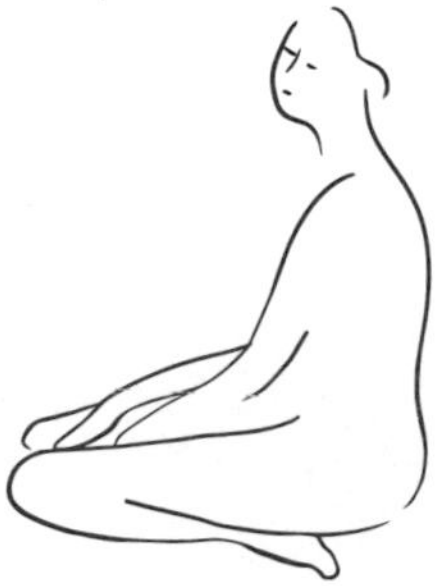

真正的靜止。」靜止能帶我們發現變化的意義，而變化之後的完全停滯才能真正到達靜止。停止身體的自動反應，嘗試新的身體活動模式，我們才能體驗不同的情緒與感受。因為身體一動，感覺便會跟著動，所以改變動作的方式，才能使情緒跟著改變。

存在主義心理學家維克多．法蘭克主張，自由意志存在於刺激與反應之間。通常人在接受外界刺激之後，內在會立刻做出反應，但若能控制自己在刺激與反應之間短暫停止，就能有意識地選擇不讓身體自動反應。這時刺激與反應之間會產生心理空間，讓我們有機會覺察短暫停止帶來的自由意志。外界刺激與自動反應之間的心理空間越大，自由意志所能發揮的力量就越大。這個心理空間能使人在面對外界刺激時更有機會保持平靜，甚至是增加幸福的感受。所以在面對刺激時嘗試停止自動反應，就是建立新活動模式的第一步。

現在讓我們來練習停止與創造新的活動模式，並將其運用在日常生活中的每一件事情上，這將會是生命內在發生變化的重要開始。

1. 停止的力量：停止練習

❶躺在地上或坐在地板或椅子上，也可以赤腳站在地上。

❷首先觀察自己的呼吸。感受每次吸氣時空氣如何進入體內、吐氣時空氣如何離開、吸氣時肺如何膨脹、吐氣時腹部如何收縮。依照當下的呼吸節奏，體察當下的感覺。

❸試著刻意停下呼吸。無論是停在吸氣還是呼氣都沒關係，只要試著在原本習慣的呼吸節奏中稍微多停留一下，並感覺身體的改變。短暫停止之後再緩慢地將氣吐出。

呼吸雖是一種自主反應，但我們可以試著讓意識介入並使呼吸停下，再試著一邊吐氣一邊發出聲音。重複暫停呼吸、深深吐氣、暫停呼吸、邊出聲邊吐氣的循環。你可以自由延長或縮短暫停呼吸的時間。重複控制呼吸，仔細觀察身體的感覺如何改變。

❹接下來配合呼吸與自身的衝動慢慢活動身體。從伸展緊繃的身體部位開始，使用當下身體渴望的伸展方式。你可以慢慢轉動肩膀、轉動脖子、轉腰，也能舒展手臂、雙腿，或是動動臉部肌肉。伸展時也別忘了吐氣。

❺跟一開始暫停呼吸一樣，在伸展過程中加入刻意的暫停。若在活動過程中出現暫停，呼吸便要跟著暫停。暫停時請問問自己，當下這一刻，我的身體想怎麼活動？並允許自己順應想法，配合吐出的氣息動作。接著繼續重複伸展並刻意暫停，呼吸跟著動作暫停，再詢問自己想如何活動。暫停的時間能延長或縮短，重複活動與暫停，直到你感覺身體已經充分伸展。當你覺得伸展夠了，就能停下所有動作，停在完全靜止的狀態。

❻完全進入靜止狀態後，重新體察自己的感覺。觀察心跳、呼吸、身體的熱度、疼痛或緊張感、肌肉的狀態及靜止所帶來的感覺。如果和開始停止練習之前有所差異，就觀察是什麼樣的差異。

2. 搖擺節奏變形：創造新的身體模式

❶赤腳踩地，確保擁有能讓雙手張開任意往四方伸展的自由空間。這時應確認雙腳是否平均接觸地面，要確認有接地感。確認完後吐氣，讓身體更加安定。

❷腳底重心慢慢左右移動創造出搖擺節奏，並允許雙手放鬆，能自由隨著節奏擺動。運用手臂擺動的能量，慢慢讓身體節奏從搖擺轉變為擺盪。手臂的擺盪可以加快或放慢，也能更劇烈或更輕柔，從左右朝向斜前方、前後或畫圈，允許手能自由變換方向。

❸擺盪一段時間後，可以在某個點刻意暫停，呼吸也跟著動作暫停。這時問問自己，當下身體想如何活動。配合吐氣，允許身體做任何形式的擺盪。重複暫停、對身體提問、進行新擺盪的循環。擺盪可快可慢、可強可弱，方向也能任由手臂變換。重複擺盪與暫停，直到感覺充分擺盪為止。感覺充分擺盪過後，便能停下一切動作，讓身體進入靜止狀態。

❹完全進入靜止狀態後，重新體察自己的感覺。觀察心跳、呼吸、身體的熱度、疼痛或緊張感、肌肉的狀態以及當下的情緒。如果和開始擺盪之前有所不同，就試著觀察是什麼樣的差異。

接著試著將自己體驗暫停與活動的過程，用一幅畫或一篇文章描繪出來。最後再看著畫或文章，思考身體的自由意志欲傳達的訊息。

II

悲傷的身體

送走愛的記憶

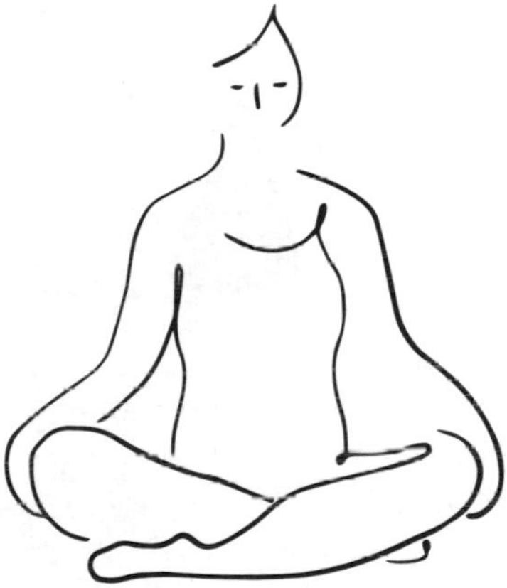

抵抗會給予身體力量，
包容會抽離身體力量。

死亡，是離開借住的身體

「那肯定是預知夢。」

女子認為自己做了一個預見離別的夢。父親去世幾個月前，她夢到在連續劇〈搜查班長〉裡飾演刑警的演員崔佛岩。夢中崔佛岩把向女子借用了一段時間的房間整理乾淨，並告訴女子說自己該離開了。女子現年八十多歲的父親年輕時是名刑警，現在住在療養院裡，過著稱得上是健康且規律的生活。要不是做了這個夢，女子肯定不會察覺與父親的離別即將到來。在做了這個夢之後，女子才意識到父親可能即將離開，並得以提前做好與父親告別的準備。她每個星期都去探望父親，並將父親每一次對自己的提醒當成道別。即便做了這麼多準備，父親的死去仍令她感到悲傷。但也正因為做足了準備，所以雖然是面對令人心痛的死別，她仍能釋懷地接受。這對父女的故事其實是藉著迎接死亡來使生命完整，真是令人感到溫馨且美好。

事實上，世上每一段愛的結局都是死亡，這世界上不存在不死的關係。「死」可以是生物學上的死亡，也可以是心理上的死亡。也許人類難以接受離別的原因，並不是因為失去了所愛的人，而是因為失去了那份愛也說不定。雖然死亡是可以預見的未來，但我們依然難以接受，就連我也是如此。

我父親的死訊來得非常突然，那份失去的痛苦至今仍令我害怕。我的母親現年七十多歲，即便已經面對過一次至親的離去，我仍難以想像自己該如何接受她未來的離世。不過即使難以接受，仍要面對注定的離別。藏傳佛教女僧，心靈專家佩瑪・丘卓曾如此形容死亡與身體的關係：「身體是我們一生借住的家，死亡是我們的精神離開借住的身體。」

年輕時我曾經一度想尋短，是這句話令我豁然開朗並拯救了我。她竟說「死亡是離開借住的身體」，這句話深深觸動了當時的我，勝過任何探究生死的深奧哲學思維。

擁有是失去的前提，無論是人還是愛，人只要失去任何以為屬於自己的東西，便會感到不安。但若不把身體當成自己的所有物，而是當成借來的房子，或許就能欣然接受自己有天要將其歸還。當時的我對「失去」這件事太過執著，深陷在痛苦之中幾乎就要窒息，是這句話為我打開了氣孔。

人生最重要的並不是看見新事物，而是如何重新看待熟悉的事物。當我因這句話重新看待死亡之後，我痛苦的身體也逐漸獲得解放。

無法戰鬥或逃跑，只好自我麻痺

面對注射針頭，孩子露出十足恐懼的表情。她用盡全力屏息，希望藉此能躲避不斷逼近自己的痛苦。孩子緊繃的臀部肌肉，如實傳達出她內心極致的痛苦。孩子心跳加速、無比緊張，緊繃的肌肉與血管令針頭難以穿透。她想盡辦法鎖死自己的身體，嘗試延遲無可避免的痛苦，那是她當下唯一能選擇的生存策略。

我一邊回想小時候在醫院打針的情景，一邊寫出上面這段文字。從小我便會以緊身體表達抗拒，即便已經長大成人，如今的我仍會在面對痛苦時將身體繃緊。這是身體長期養成的習慣，為了逃避痛苦，身體會下意識地逃跑或緊繃。

其實不只是身體，內心感到難受時也會產生這種抗拒反應。當感到不安、恐懼、生氣時，心裡便會猶如縮小到甚至容不下一根針。這時我們會全盤否定他人的好意，甚至會否定自己的任何情緒。我們會將內在能量全部用於否定、逃跑、壓抑，能量耗盡的我們自然會感到無力。

你或許會問，面對痛苦時孩子為何不哭呢？因為：

生氣的身體準備戰鬥。生氣時，動物會豎起全身的毛，心跳會加速以加快血液流動，並讓肌肉盡量鼓脹。當身體擺出如此熱血沸騰的戰鬥姿態，我們便能說這是憤怒。

不安的身體準備逃跑。不安時，人會雙眼失焦且視線游移不定，整個人宛如失去重心，且會坐立難安地不停踱步。這時腸胃會進入警覺狀態並過度活躍，一刻也不停歇地運作。極度的恐懼在內心深處奔湧，令身體僵硬凍結，藉此切斷對恐懼的感受。

為了自危險中存活，身心必須用盡全力戰鬥，但當人無法戰勝也無法逃離恐懼，便會以精神失常、解離、麻痺的狀態逃避現實，這是一種心理上的逃亡，也是為了生存的逃亡。身體會關閉所有情緒閘門並切斷所有感受，使我們有如行屍走肉，陷入非生也非死的狀態。藉由這種方式習得了無力感之後，我們會進入真空狀態，誤以為感受不到痛苦也無妨，這是一種幫助人自痛苦中倖存的生存機制。這種對我們有害的無力感，其實是為了生存而生。

所以回到前面的問題，孩子為何不哭泣？孩子其實是藉著忍受痛苦保護自己。面對危險時，無論是逃跑、對抗、凍結或麻痺，都會使身體困在情緒之中。身體推拒情緒，情緒便無法進入意識。雖然我們很想擺脫情緒，卻沒有將精力用於排解情緒，而是耗費在推託、迴避情緒上，那反而使我們對情緒產生更強烈的執著。

人天生會被愛所吸引，愛的離去自然會引發憤怒、不安、恐懼等負面反應，這些也都是生存的本能。當愛戀成了執著，愛便會化為痛苦。執著是對離去之愛的劇烈抵抗，是用盡全身力氣否定分離與失去。緊繃的身體無法使氣順暢流通，僵硬的身體不僅無法充分感受並接納愛，更無法與任何事物交流。

最大的不幸並不在於執著所造成的痛苦，而是感受不到喜悅、滿足、完整、幸福等生命中的正面情緒。否定負面情緒，反而會使我們對負面情緒更加執著。所以若想使這些糾結的負面情緒鬆脫，我們必須為自己打通氣孔，放鬆緊繃僵硬的身體。我們需要透過哭泣釋放身體的壓力，唯有哭泣才能使我們不否定情緒，使我們接納並降伏於情緒。

你可曾毫不畏懼、毫不怕丟臉地盡情放聲大哭呢？

哭泣能開啟哀悼之門

女子的痛哭錐心刺骨。她的身體開始晃動，層層堆疊在內臟之中的情緒團塊逐漸崩解。擺動的幅度逐漸擴大、逐漸加快，終於一股來自腹部深處的不知名壓力湧現。想將東西吐出身體的乾嘔漸趨強烈，嘔吐與震動到了最後，一陣未經任何修飾的野獸呻吟爆發，痛苦呻吟與痛哭的哀號交錯，不斷增幅的緊張也得到釋放。彷彿長時間上鎖的水龍頭終於轉開，她狠狠地哭了好久。在她痛哭的當下，身為心理治療師的我所能做的，就只有輕撫著她的背，讓她能毫無保留地傾洩那份痛楚。

時隔三十年，女子才終於開始談論弟弟的死。層層堆疊的情緒爆發之後，終於能看見掩藏在情緒之後的真實。她開始談論那件事多麼可怕、令她如何自責。弟弟的死有如家中的禁忌，她透露自己如何努力推拒，避免回想起這件事。藉由激動的哭泣，她得以治癒內心所受的傷，終結傷害所衍生的行為。

哭泣是女子的哀悼行為，過去未能好好表達悲傷的她，如今得以透過哭泣送走弟弟，也藉此總結自己對弟弟的愛。最重要的是，她終於能從罪惡感的束縛中獲得解放。

哀悼是排空情緒與填補空缺的過程

心理創傷是儲存在身體裡的痛苦記憶。痛苦的記憶總是伴隨著引發身體痙攣的感覺，如果身體的記憶始終停留在被麻痺的狀態，那麼無論如何分析和理解受傷的原因，痙攣症狀都會反覆出現。這些症狀源自烙印在身體上的舊傷。哀悼能喚醒被麻痺的感覺記憶，並讓這份記憶離開，進而治癒創傷。

唯有清空在記憶中的情緒毒素，創傷才不會繼續折磨自己。在清空並釋放受困的情緒之後，想法便會如活水般流動，新的情緒與想法才能進駐原來的空位。我們必須哭泣才能喚醒情緒並重新活過來，而哀悼就是排空情緒與填補空缺的過程。

人無法獨自進行哀悼，過程中必須有人陪伴。如同在安全營地做好整備才能踏上未知的探險，要進入未知的情感世界，就必須擁有心理上的安全基地。失去的悲傷讓我們了解人無法與他人分離，清楚知道有人真心支持著自己，人便會相信能夠在支持自己的人面前，展現一部分脆弱的自己。在他人面前表達這份痛苦後，我們便能更好地理解和識別所經歷的痛苦，並藉由將其描述和命名來掌控這些情緒。

說出痛苦能帶給我們巨大的力量與勇氣。透過悲傷來度過痛苦，能使身體放鬆，也能獲得新的活力與能量，進而更深入認識自己，並發現自己是比想像中更複雜、更豐富的生命體。**所以人若無法面對自己的悲傷，便無法了解自己的深度。**

失去，不是愛的消逝，而是愛的完成

「我捏了一把母親的骨灰，鬆開手讓骨灰飛揚，送走還留有餘溫的母親，讓她回到父親身邊。我與姊姊們及母親的兄弟們，每個人都灑了一把骨灰，訴說著思念，就這麼送走了她。細碎的骨灰飄散在落葉上、掉落到土壤裡，再隨風揚起最終消失。翩翩地，如妳所願。母親就這麼不留一點痕跡地消失在人間。我明白，我成了孤兒。」

這是精神分析師李承昱的著作《少年》的最後一段內容。他描繪與母親告別的感動場景，生動地讓我們看見對於失去的哀悼。作者用自己的手感受化成一把骨灰的母親，再鬆手將母親送走。骨灰飄揚的瞬間，少年越過了界線，透過痛哭得以成長。

哀悼能為我們開啟一條超越治癒的成長之路。不成熟的自我無法進行哀悼，所以精神分析家范德寇才會說「哀悼是一種能力，是成熟的指標。」若想邁入人生的新篇章，就必須允許自己哀悼。世間萬物均無法擺脫死亡，這也使我們無可避免地會因死亡而受傷。所以對我們來說，最重要的不是別受傷害，而是如何經由失去的痛苦找到一條全新的路。若只是沉浸在失落的絕望中卻沒有找到新的前進方向，就會永遠是個沒有長大的孩子。

痛苦並非生命的全部。當我們審視生命的每一刻，便會發現人生中藏著許多珍貴的回憶與情感。健康的狀態並非沒有病痛，而是「完整」，這是指自己的感覺、情緒、想法都能被整合在一起的狀態。一個健康的人，能為自己所有的情緒與想法負責。只要我們擁有哀悼的能力，就能在經歷死亡時，以既不肯定也不否定的中立態度，接受內在的各種情緒，並在不壓抑、不推諉、不逃避的狀態下，表達心中的感受。

對不起（Sorry）、請原諒我（Forgive me）、謝謝（Thank you）、我愛你（I love you）、再見（Good-bye）。

這五句話完整蘊含了哀悼所要表達的訊息，所以在送走一個人之後，若能用這五句話記住對方曾經的存在、表達對方帶給你的感受，那就是充分的哀悼。

每晚穿上觸感最溫柔的衣服，拿著喜歡的花束並點上蠟燭。在自己專屬的舒適空間裡，找個地方坐下。為自己敲響頌缽，閉上雙眼展開結束一天的儀式。那可以說是冥想，也能稱為一種禱告。

榮格派分析師兼藝術治療師凱洛琳．格蘭特女士，每晚都會以上述的文字內容，進行迎接死亡的儀式，這也是一種象徵性的死亡預習。先透過深呼吸放鬆身體再入睡，隔天早上便能在新的呼吸與全新的感覺驅使下醒來。藉由這樣的儀式，我們得以感受每一瞬間都在接納死亡的自由，並獲得宛如回歸故土的平靜舒適。這些智者透過自己的經驗告訴我們，生命中有死亡，死亡能誕生新的生命。

在睡前的儀式中，我們可以一邊感受氣息的進出，一邊思考送走身體這個「借用的家」究竟代表什麼意義。若能不將死亡視為生命消逝，而是看成生命的完成，那麼失去也就不再是愛的消逝，而是愛的完成。接受死亡的瞬間，生命也得以自由。

◆正身練習◆

放空身體的力量

放空身體的力量，
才能看見隱藏在緊張背後的事物，
接納新的情緒與想法。

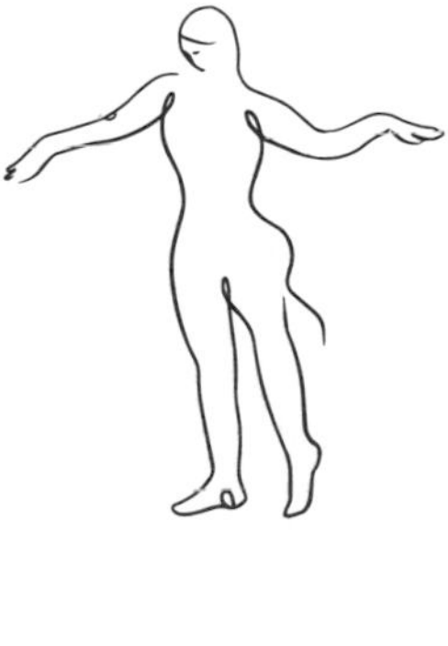

若將人生比喻為航海，海浪便是日常產生的情緒反應。情緒的海浪會隨時因外界的刺激而有所反應，是有自主性的生命靈動。情緒海浪類似本能，我們無法判定其本身究竟是正面還是負面。生機盎然的大海本就會掀起波浪，波浪是一種自然現象。但就如同海浪只是大海的一部分，情緒也只是心的一部分，只是我們無法憑藉意志操控情緒。該如何承接這些情緒海浪，才是意志能夠發揮作用的地方。

在日常生活中，我們會為了逃避或抵擋洶湧的情緒做出多大的抵抗？我們必須用盡全身的力氣才能抗拒情緒海浪，不安、恐懼或生氣等緊張反應就是最好的例子。我們若害怕海水將自己淹沒，便會用盡全力與海水對抗；但若想反過來利用海水，就要放鬆身體讓海浪帶領自己。若刻意抽離身體的力氣，反而會讓身體產生另一種緊張感，影響我們放鬆。

若覺得抽離身體的力氣相當困難，也可以先嘗試為身體注入力氣。傑克森（Jacobson）為焦慮症患者開發的治療方式「漸進式放鬆技巧」中，便講述利用肌肉緊繃達到精神放鬆狀態的原理。

不安、恐懼或憤怒等反應會使人緊張，放鬆的本質則與這些情緒反應相互衝突。建議一個不安的人放輕鬆，反而會使他下意識地更加抗拒。但若反過來建議這個不安的人讓緊張持續放大，直到最終能感覺身體放鬆的策略，則能讓人覺得自己能控制身體的緊張與放鬆。這雖然有些矛盾，但為了放鬆緊張情緒而讓自己進入極度緊張的狀態，最終反而更能使自己放鬆。

當情緒海浪產生，首先我們的態度不該是抗拒，而要試著接納，因為接納才能夠幫助自己跨越這道障礙。抗拒會使身體用力，包容接納則能使身體放鬆。為了讓身體進入放鬆狀態，可以先從肌肉用力的緊張狀態開始。當肌肉的緊繃感達到顛峰，身體便會在吐氣時感到放鬆。

利用這個原理，可以利用緊張感放鬆緊繃的關節與肌肉。接下來就讓我們利用水的形象，感受一下何謂放鬆的節奏。放鬆的節奏有如流動的水，這種流動的感覺能與情緒的排放相互連結。水流動的節奏有如流淚，是一種哀悼的節奏。

只靠觀念理解從緊張過度到放鬆的感覺還不夠，我們必須親身體驗、透過身體實作才能真正融會貫通。

1. 從緊張到放鬆：使用緊張能量的放鬆

❶首先，確保自己身處一個不會受外界打擾，只有自己一個人的空間。赤腳踩在地上擺出準備姿勢。

❷從身體感覺很僵硬緊繃的部位開始慢慢活動。

如果覺得肩膀很緊，可以從轉動肩關節或伸展肩膀肌肉開始。伸展或轉動關節的形式不重要，只要跟著身體需要的感覺進行即可。

❸接著盡可能在緊張的部位施力，讓肌肉緊繃到極致，當這份緊繃感達到最高潮時再將力量抽離。一次專注在一個部位，盡可能用力後再放鬆。

接著再轉移到其他緊張的身體部位，繼續讓肌肉緊繃到極致再放鬆，感覺緊張與放鬆的差異。

❹接著繼續在緊張的身體部位施力並動作，並在放鬆的時候搭配吐氣。吐氣的同時，嘴巴發出「呼～」的聲音，讓氣隨著聲音一起吐出體外。

允許自己在放鬆緊繃肌肉時打開氣孔，吐氣時可以自然發出聲音。放鬆負責震動發聲的聲帶肌肉，同時感受在放鬆狀態下發聲時，聲帶肌肉如何震動。仔細觀察吐氣、發聲、放鬆肌肉三個動作如何串連。

❺再來將身體用力，利用肌肉的緊繃感繼續動作。像是伸展、甩動、丟擲等，運用緊繃的肌肉能量，以最自然的方式順應身體的需求動作。試著體會一下運用這股緊繃感動作時，是否產生任何緩解或不適感，覺察身體的反應或情緒的反應。

❻接下來放鬆身體，在肌肉放鬆的狀態下動作。可以輕輕轉動關節，輕柔地讓關節如水流般移動，順著身體自然的渴望活動。試著觀察身體在放鬆狀態下活動時，是否產生舒適或不適感，並體察身體的感受與情緒。

❼感覺充分活動身體後，就放慢動作的速度，等待動作停下。進入完全靜止的狀態後，試著感受身體殘留的緊繃或放鬆感。

2. 放鬆的節奏：流動的身體節奏

❶確保自己身處一個不會受外界打擾，只有自己一個人的空間。赤腳踩在地上擺出準備姿勢。

❷從頭開始慢慢向下放鬆。首先放鬆支撐著頭的頸部，讓頭向下垂。放鬆頸部肌肉之後，再放鬆肩膀肌肉讓肩膀自然垂下。接著放鬆脊椎，沿著頸椎（脖子）、胸椎（胸部）、腰椎（腰部）的順序，慢慢讓上半身放鬆。接著放鬆骨盆與腰部的肌肉，讓下半身也跟著垂落。再放鬆大腿、膝蓋、小腿的肌肉，感覺全身朝地板的方向下垂。確認全身緊繃的肌肉都處在放鬆狀態，全身都朝著地面下垂。放鬆身體的力氣時可結合吐氣，以促進肌肉放鬆。

❸放鬆身體時試著想像水流，想像身體化成水不斷向下流動的畫面，允許身體自由活動。就像水會溢出並跨越界線自主流動一樣，允許你的身體跟隨流動的節

奏。

你可以在地板上滾動、跟隨身體特定部位想要活動的衝動。在活動的過程中如果遇到障礙物，就可以像水一樣自然轉換方向，繼續流動不要停止。

❹流動的過程中可搭配吐氣，發出類似水流的聲音（咻咿～咻嗚～唰啊啊～）。配合呼吸的節奏深深吐出體內的氣，並嘗試發出更深長的聲音。如同水流、如同淚流，不要抗拒也不要壓抑流動的節奏，允許自己順應身體。

❺感覺動夠了，便放緩動作的速度，靜待動作停下。進入完全靜止狀態後，試著體察當下身體的呼吸、緊繃、放鬆與情緒反應。

❻將自己用身體感受到的水的形象畫成一張畫。順應手的動作畫出感覺的型態，以視覺的圖像表現身體的感覺。畫好之後，再寫一篇自由聯想的文章。以「我身體裡的水說」開頭，將在腦海中浮現的句子全部寫下來。

❼看看自己畫的畫。可以拿遠一點看，也能從不同的角度觀察。閱讀自己寫的文章，正視水的想法與文字，試著問問自己：「我內在是否有水？若有水，那是怎樣的水？那水是否鮮活？那水能夠如何用於我的生命？」

「當你覺察到緊張與放鬆的差異，
便能感受到出乎意料的放鬆。」——精神健康專家 馬丘・約翰史東

12

新生的身體

為了活下來，
所以讓過往死去

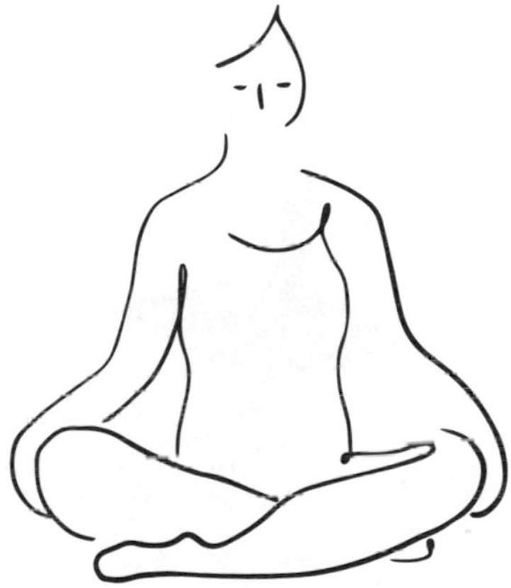

為了活得更加生機盎然，
必須活動身體。

心情不好時，就去走路吧！

每個走過聖雅各朝聖之路的人，都會異口同聲地說是因為生命中面臨走投無路的困境，才開始走朝聖之路。是因為他們的心碎、疲憊、人生一團混亂，使他們感到無比痛苦，於是才開始苦行。

如何透過身體的苦難來修復心靈呢？朝聖者最初是因為再也無法忍受內心滿溢的痛苦想法才開始苦行。走著走著，他們感覺心臟開始跳動、身體逐漸發熱，他們大口大口吸著每一口氣，大腿與小腿的肌肉逐漸熱脹且緊繃。

朝聖者原本無力的身體感官逐漸被喚醒，腦海中吵雜混亂的想法會在不知不覺中被拋諸腦後。當疲憊、飢餓、汗濕、高溫等感覺活過來，拋不開的過去、充滿擔憂的未來便會逐漸沉寂。身體一旦忙碌起來，腦袋便得以休息，這時的行走是一種清空，是想法的清空。利用讓身體痛苦為代價，減少心靈的痛苦，用以換取真正的平靜。

獨自步行能讓我們完整體驗自身的內在世界，也能拉近與自己的距離。行走能讓我們專注一直被遺忘的身體，重新用自己的身體面對這個世界。

因為痛苦而行走。許多跨過生死關頭或大病初癒的人，都喜歡在住家社區附近散步。對他們來說，走路就像呼吸、像吃飯、像吃藥，他們是為渴望生存而走。

走路要如何挽救漸漸凋零的身體？對過去靠狩獵與採集維生的人類來說，走路本就是為了養活自己的生存勞動，也是一種日常。遠古的人類每天都會為了生存而走上數十萬步。在過去，走路對人類來說本就不是一種運動或興趣，也不是為維持健康而存在的特殊活動項目。但現在呢？現代人活在數位時代，可以不再靠身體的勞動求生存，只要動動手指便能賺錢、餵飽自己，甚至還能撫慰無聊的生活。但缺少活動會使身體變得無力，使精神過於活躍，身心平衡遭到破壞。為了拯救生病的身心，我們要面對人生下來就必須走路的命運。

因離別與失落而走。一名平時不太愛動的個案告訴我，歷經失戀的傷痛之後，他曾經一個人瘋狂地步行。我也曾聽一位朋友說過，在父親去世之後的那段時間，是他人生中最著迷於走路的時光。

失落與孤單為何會讓人如此瘋狂地行走？與他人切斷聯繫所造成的創傷，是讓我們與自身連結的好機會。我們能藉著行走重新與自己連結，或許唯有獨自行走，才是人能真正完全面對自己的時刻。試著專注於自己的呼吸、心跳、肌肉與心情的變化，你便會明白這些才是自己真正的感覺。

為了活下去，所以動起來

與身體疏離後，想法會被染上戲劇性的情緒色彩，變成一個巨大的怪物，化為實體進入真正的現實，然後支配我們。為了擺脫情緒怪物並在現實中生存，我們必須回歸自己的身體。為了活得更有生氣，身體必須活動，在受情緒壓抑的現實中，我們最迫切的需求就是活動身體。

我也曾經極度渴望活動身體。當時的我有太多欲望，使我不停折磨自己。我驚覺自己若再不活動身體很可能會死，也許我是為了活下去才會逼迫自己動起來。仔細回想起來，當我感到不安、生氣、孤單、憂鬱時，似乎只要動動身體，就能挺過這些排山倒海而來的情緒大浪。

我曾經漫無目的地行走、曾經攀登陡峭的高山、曾經進行瑜伽或冥想等修練，也曾經嘗試全速踩著腳踏車前進。我所嘗試過的活動之中，最為劇烈的就是「舞蹈」。跳舞時，我覺得自己無力的身體被喚醒，麻痺的情緒也活了過來。跳舞是我重要的宣洩方式，足以拯救我逐漸熄滅的情緒火種。

活動身體，把心靈的結打開

我親眼目睹過一個個案活動身體。活動過程中，我能感受到她蓄積在體內的壓力。她壓抑的呼吸連帶使我也感到鬱悶，我甚至能感受到她自內心深處湧現的憤怒。她想要發洩情緒，卻又害怕這些情緒爆發，最後她無法克制地流著眼淚。看見她的淚水，我終於感到放心。

哭泣一段時間後，她開始輕拍自己的身體，就像母親安撫孩子一樣。她雙手交疊放在胸口，輕輕拍著自己，同時身體也開始慢慢晃動。她的身體持續左右搖擺，接著將原本擁抱自己的雙臂鬆開，彷彿從束縛中獲得釋放的雙手，開始不受拘束地揮舞起來。她揮舞的手無比輕盈，令我聯想到自由的鳥兒展翅。她開始自由飛翔，她的淚水化為歡樂與喜悅。透過她的經驗，讓我明白身體不僅能讓我們看見疾病或症狀，還可以成為療癒與康復的指南。

這位二十多歲的女性個案每每來到諮商室，總是顯得十分緊張。她患有焦慮症，每次說話都得用盡全身力氣才能把話擠出口。她說自己已經很久沒哭了，雖然一直很想哭卻哭不出來，因此迫使她前來諮商。而她無法哭泣的原因，是因為她內心深處瞧不起哭泣的自己。

接受諮商之後，她開始活動自己的身體，藉此開啟感覺之門，讓情感隨之起舞。她也開始訴說自己的情緒，講述現實中令她情緒起波折的事件，並喚回致使這些情緒積累的記憶。她開始能在記憶中探索，闡明令她痛苦的情緒實體。藉著活動身體開啟感覺之門後，只要在日常生活中遇到想哭泣的時刻，她便會輕拍自己或擺動身體，告訴自己可以哭泣。

身體活動有時能成為安撫痛苦的妙藥。身體動起來能使想法平靜，身體一動，心也會跟著動。擁抱、安撫自己是一種看顧自我的行為，如鴻鳥展翅般張開自己的雙臂，是表明個人主導權的行為，允許哭泣則是實踐對自己的憐憫與安慰。

情緒是為了生存而顯現，當你能向外表達情緒，且這份情緒為他人所接受時，情緒便是你最忠實的同伴，它們好好完成了自己的使命。我們如果可以透過身體活動展現情緒，而不是凍結或麻痺痛苦，便能在自己與痛苦之間創造縫隙，使身體從痛苦情緒的綑綁中獲得釋放。

身體活動也可以是一種官能的享受。瑜伽士、馬拉松跑者、自行車騎士、登山家、步行者等，都在日常生活中藉身體活動達到修行的目的，他們非常了解隨痛苦而來的快感。馬拉松跑者只要努力不懈地跑著，便能到達一種無意識的陶醉狀態，他們稱之為「跑者嗨（Runner's High）」。（這是指在經過劇烈的身體活動之後，在精神上感到幸福的狀態。）身體活動能將情緒上的痛苦轉換成幸福感，體會過身體活動帶來的迷人喜悅，便能明白何謂「走過、跑過、動過之後，感覺自己變得不一樣，人生也不一樣了。」

透過身體的動，讓思緒變活躍

有位男性的諮商者，每每被特定的想法困住時，便會開始在諮商室裡來回走動。在諮商過程中，當諮商師提出問題，他會突然僵住並且不再說話。諮商師的問題令男子頭腦一片空白，思緒也隨之中斷。一段時間後，他察覺到自己被困住了，於是深吸了一口氣，起身走動。他深呼吸著，走路的步伐也非常緩慢，還會一邊伸展或晃動身體。走路能刺激並喚醒他的神經系統與大腦，走著走著，他的身體不知不覺便不再緊張，僵硬的表情放鬆了，眼神也更為平靜。男子終於繼續開口說話，經過一段時間的走動，他停滯的想法又開始流動。

這名男子四十歲出頭，患有恐慌症。就算不是在諮商時間，在日常生活中，只要遭遇讓他因緊張而停止思考的瞬間，他總會一邊深呼吸一邊光腳走路，藉著走動安撫自己的緊張。

操控自己的身體，在必要時刻讓身體動起來，就代表他已經成為自我生命的主宰。用雙腳走著屬於自己的路，是一種實踐自主的行為。即便他在面對生命時偶爾會覺得煩躁、不安或恐懼，但仍要繼續面對這個世界，依心之所向跨出每一個步伐。他可以指揮自己往不同的方向前進、可以操控速度、控制步伐的力道，他可以繼續前進，也能隨時停下。每當思考遇到瓶頸時，他只要深呼吸並向前跨步，就能改變身體的感覺以及看待想法和情緒的觀點。活動使他得以不再繼續關注外界，而是從自身的內在尋找解決途徑。

身體活動同時也是精神活動。其實人類自古以來學習知識便不是透過頭腦，而是透過身體。在猶太教傳統中學聖經、在佛教傳統中學佛經、在儒教傳統中背誦千字文時，都能看見學生的身體會隨著誦唸前後或左右搖擺。學生們學習時雖然都是坐著，卻會用像在走路的節奏活動身體、活動腦袋。尼采或康德等哲學家也會在散步時思考，或邊步行邊爭論，因為活動能帶領我們開啟全新的思維世界。

法國哲學家布雷頓在《行走的禮讚》當中提到：「行走的人能接受一切，能以一顆可與所有事物攜手的心，探索世上每一條蜿蜒的路，也探索自身內心的路。」只要身體動起來，就有機會深入思考盤踞於腦海的想法。深入思考能使蓄積停滯的想法開始流動，讓想法跨越界線、跨過門檻，變形成為全新的模樣，這也是我們常說的獲得「靈感」。（Inspiration，代表新的精神〔spirit〕進入〔in〕之意。）

活動是一種靈性的鍛鍊，也是精神的朝聖。朝聖者就是行走的人，也是旅人。朝聖之路是實踐靈性之路，是透過肉體痛苦向神進獻漫長的禱告。耶穌與佛祖也都在行走時進行靈性修練。許多宗教禮儀中，經常有雙手合十、低頭或拍手、晃動或旋轉身體等動作，這些都是為了感受自己與更偉大的存在有所連結。

活動的精神性（亦即透過活動身體來改變和提升心理狀態的過程和效果），可以成為生命變革的重要起點。在心情煩悶時起身走走，可以感受到情緒和思維的暫時轉換。若在日常生活中持續行走，甚至能體會到生命的巨大變化。因此，心靈的變化始自身體，並透過適應新的身體完成改變。

新的活動習慣讓身體重獲新生

當你感到無力，什麼都不想做時，身體可以成為變化的主體。我們無法改變過去已發生的事件或他人的心，更無法隨意操控自己的心，這時能做的只有專注於自己當下的呼吸。**變化始自於呼吸**。光是調整呼吸，把吐氣的時間拉長，就已經跨出了改變的第一步。在你感到無力時，就試著先吐一口氣，再嘗試調整吸氣與呼氣的速度與強度，讓自己主導自己的呼吸。

學會主導自己的呼吸後，便能成為自身情緒的主人，幫助自己不再被情緒壓垮或控制，面對情緒時也不會只是一味逃跑，而能覺察自身的情緒。當你在日常生活中遭遇難解的情緒大浪，可以在每個呼吸節奏被破壞的時刻，藉著重新串連起呼吸來幫助自己找回平常心。

只要你邁開步伐跨出第一步，改變就已經開始了。只是若想改變整個人生，你還需要持續向前跨步。當你開始活動身體，為情緒帶來改變之後，適應這副全新的身體，便能使人生跟著改變。

人生的改變就像改善體質，無法一夜達成，即便成功創造新的日常規律，也必須透過持續活動身體才可能長期維持。所以要想透過活動身體改變精神的體質，走路就是一種最有效的方法。我們需要持續走路，直到肌肉與神經系統習慣這項改變。

新的活動習慣不僅能提升快感帶來的獎勵機制，更能影響大腦對不愉快感的調節。所以我們可以藉由這種方式，漸漸汰換掉舊的身體，讓身體重獲新生。

為了鍛鍊新的身體，我們必須體會到活動帶來的官能快感。痛苦是使身體活動的動機，快感則能成為持續活動的力量。《運動的力量（*The joy of movement*）》作者，心理學家凱莉．麥高尼格曾說：「比起健康，幸福與運動有更緊密的關係。」

不安是一種習慣，喜悅也是一種習慣。如果一個小小的習慣能持續改變感受或心情，日常的節奏也會被這個小小的習慣改變。當你對自己的感覺不斷改變，對生命的態度也會隨之改變。想法不能幫你樹立自尊，只有靠身體活動鍛鍊出來的肌肉，才會是真正的自尊。

◆正身練習◆

如跳舞般行走

改變走路的節奏，
也能改變生命的節奏

透過走路，就能改變生命。如果你需要任何洞察自我並改變人生的方法，就試著從最日常、最單純的身體活動，也就是從走路開始。

人人都會走，有時候走著走著，你會發現受困的情緒煥然一新，窒礙的想法也能找到新方向。這時的走路雖是種身體活動，卻也能同時促進精神活動。問題在於該如何走。

大多數人都是習慣性且無意識地行走，但步伐若只是機械化前進而沒有自主性，那無論走再多都無法改變情緒、想法、人生。若你不刻意改變行走的習慣，那麼生

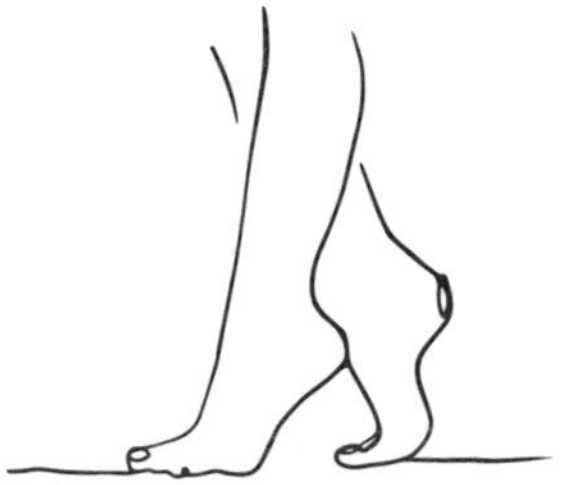

命中的習慣也只會一再重複。

要擁有自主的步伐，可以先從關注自身的步伐開始。當你時時刻刻都專注在步伐上，便能連結身心。覺察當下自身的步伐，並試著主動選擇合適的步伐，這便是一種正念的實踐。這時的步伐不僅是幫助覺察內心的身體座標，更是另一種形式的身體表現。為了覺察並照顧心靈，我們必須回歸心所居住的身體。

若能透過自身的步伐創造新的身體日常，便能讓情緒與思考習慣產生變化，也可以破除老舊習慣、創造新的日常習慣。日常變化會帶動心情變化，便能開啓新的想法。步伐的節奏可依步幅、速度、重量感、方向等因素而不斷變化，這些節奏是舞蹈最自然的表現。

接下來讓我們一起體驗何謂自主性，體驗步行的節奏如何成為一支舞。

1. 行走的節奏：步伐的自律性

❶首先確保有足夠自由行走，不會受外界妨礙的私人空間。赤腳踩在地上擺出準

備姿勢。

❷嘗試自然行走。在走路的過程中，感覺自身步伐的節奏。步伐的速度是否平穩、步幅是否適當、重量是否適中、方向是否自由。行走過程中感受自己的呼吸，意識腳底與地面接觸的感覺。

❸試著以拉大或縮小的方式變換步幅，感受隨步幅改變的節奏。嘗試觀察步幅縮到最小、步幅適中、最讓自己感到舒適的步幅或步幅拉到最大時的變化。觀察步伐改變時，呼吸如何改變、肌肉的緊張感如何改變、情緒如何改變等。

❹接著嘗試在步幅中加入速度。速度可以漸快或漸慢，也可以最快或最慢。嘗試調整速度的變化，就像操控汽車的油門與煞車，調整速度的緩急並感覺其中的差異。

配合不同的速度感受變化的節奏，時時刻刻都要主動嘗試停下步伐，停下時感受來自呼吸或肌肉的共鳴反應，並仔細觀察步伐速度改變時的覺醒和放鬆狀態、呼吸、緊張感以及心情如何變化。

❺接下來試著調整步伐的重量感。走路時對腳底施加重力，或是刻意抽離力氣輕輕踩下等。使勁踩、輕輕踩、砰砰踩，想像自己像個腳底沾了水彩顏料，把腳當成畫筆的孩子。隨著腳底的壓力改變想像腳印形狀的變化，充分感受各種不同的節奏。並在調整重量感的同時，調整步幅與速度，大步幅可以放慢、加重，小步幅可以加快、放輕。仔細觀察步伐重量感改變時的呼吸、肌肉狀態、覺醒與放鬆狀態、情緒等如何變化。

❻再試著調整步伐的方向。可以在前進時往右或往左變換方向，或在後退時嘗試轉換方向。也可以試著往側邊，或用直線或曲線方向等行進，嘗試以和緩或劇烈的不同方式改變方向。

充分感受因方向改變而轉換的節奏，配合步伐的方向，用心傾聽內在的感覺與情緒如何改變。

❼最後讓自己融合所有影響步伐節奏的元素自由行走。順應步伐的驅使、步幅的大小、速度的快慢，及力道的輕重，允許自己自由行走。跟隨雙腳的節奏，允許自己能自由跨步並充分體驗這種感覺。

❽感覺走得夠了，便可以放慢步伐的速度，等待步伐主動停止。進入完全靜止的狀態後，仔細觀察當下身體殘留的感覺。感受呼吸、肌肉的鬆緊、腳底的觸感與情緒。

2. 腳舞：跳舞的步伐

❶準備自己喜歡的音樂在行走時聆聽，並確保有不受外界干擾的私人空間。赤腳

踩在地上擺出準備姿勢。

❷播放音樂開始行走，走的同時也感受音樂的節奏，讓雙腳能跟隨音樂節奏。控制所有的動作都從腳開始，讓雙腳成為身體的主人，允許雙腳自行舞動。

❸音樂的詮釋與表達不要經過意識的思考，而是交給雙腳的衝動，讓身體跟隨雙腳起舞。試著用步幅、速度、重量感、方向來盡情表現雙腳的節奏，將所有主導權交付於腳。

腳的節奏可以由音樂的節奏變形而來，速度可以是音樂的兩倍，重量可以是音樂的一點五倍，或者縮小步幅以小跳步的方式行走。

❹跟隨雙腳的自主性，讓腳主動跳一支「腳舞」，試著探索最適合自身雙腳的節奏。觀察腳的速度是否適中、步幅是否恰當、重量是否合宜、方向是否自由。探索節奏不同的可能性，尋找最適合雙腳的節奏。

❺感覺舞跳夠了，便可以放慢腳步的速度，靜靜等待腳步停下。等進入完全靜止的狀態後，在寧靜中仔細觀察身體的共鳴，以及當下殘留在身體上的感覺。感受呼吸、肌肉的鬆緊、腳底的觸感與情緒。

❻將移動時雙腳的感覺，透過色彩、線條、圖像等視覺元素呈現出來，並以「我的腳說」為開頭寫一篇自由聯想的文章。完成之後再觀看畫作、閱讀文章，思考腳想要傳達的訊息。

人生顧問 CF00487

心理不舒服，身體就受苦：
整理情緒亂流，從身體治癒內心傷痛的十二種智慧

作　者—南希京
譯　者—陳品芳
主　編—郭香君
責任企劃—張瑋之
封面、內頁版型設計—李佳隆
內頁排版—新鑫電腦排版工作室

編輯總監—蘇清霖
董事長—趙政岷
出版者—時報文化出版企業股份有限公司
108019台北市和平西路三段二四〇號七樓
發行專線—（〇二）二三〇六—六八四二
讀者服務專線—〇八〇〇—二三一—七〇五
（〇二）二三〇四—七一〇三
讀者服務傳真—（〇二）二三〇四—六八五八
郵撥—一九三四四七二四時報文化出版公司
信箱—10899臺北華江橋郵局第九九信箱

時報悅讀網—http://www.readingtimes.com.tw
綠活線臉書—https://www.facebook.com/readingtimesgreenlife
法律顧問—理律法律事務所　陳長文律師、李念祖律師
印　刷—勁達印刷有限公司
初版一刷—二〇二三年六月九日
定　價—新臺幣四二〇元

時報文化出版公司成立於一九七五年，
並於一九九九年股票上櫃公開發行，於二〇〇八年脫離中時集團非屬旺中，
以「尊重智慧與創意的文化事業」為信念。

心理不舒服,身體就受苦：整理情緒亂流,從身體治癒內心傷痛的十二種智慧 / 南希京 著；陳品芳 譯. -- 初版. -- 臺北市：時報文化出版企業股份有限公司, 2023.06
面；　公分. -- (人生顧問；487)

譯自：몸이 나를 위로한다 : 몸의 모성으로 나를 돌보는 12 가지 몸챙김의 지혜

ISBN 978-626-353-875-7（平裝）

1. CST: 舞蹈治療　2. CST: 心身醫學　3. CST: 心理治療

418.986　　112007389

ISBN 978-626-353-875-7
Printed in Taiwan